卫生职业教育数字化创新教材

供高等职业教育护理、助产等医学相关专业使用

# 护理学导论

**主　编**　朱春风
**副主编**　林　波　刘　珊　熊　琼
**编　者**　（按姓氏笔画排序）

王　建　　山东中医药高等专科学校

朱春风　　山东中医药高等专科学校

刘　珊　　毕节医学高等专科学校

张　烃　　四川卫生康复职业学院

张　晋　　南阳医学高等专科学校

林　波　　皖西卫生职业学院

柳　伟　　郑州卫生健康职业学院

梁婷婷　　梧州职业学院

蔡秀芳　　唐山职业技术学院

熊　琼　　长沙卫生职业学院

科 学 出 版 社

北 京

# 内 容 简 介

本教材根据护理专业教学标准的基本要求和护理学导论课程特点编写而成，内容上涵盖绪论、健康与疾病、护士与患者、护理学支持理论、护理学理论、护理程序、护理科学思维方法与决策、护理安全与职业防护、护理伦理和护理与法律等内容。本教材具有思想价值引领、基础理论知识适度、技能应用能力突出、数字资源丰富等特点。本教材是高等职业院校数字化创新教材，配套教学资源（PPT、视频、图片、习题等），使教学资源更加多样化、立体化，同时引入案例与问题，构建理论与实践联系的桥梁，以利于培养学生应用知识、分析问题、解决问题的能力。

本教材供高等职业教育护理、助产等医学相关专业使用。

**图书在版编目（CIP）数据**

护理学导论/朱春风主编. —北京：科学出版社，2023.6
卫生职业教育数字化创新教材
ISBN 978-7-03-075420-2

Ⅰ. ①护… Ⅱ. ①朱… Ⅲ. ①护理学-职业教育-教材 Ⅳ. ①R47

中国国家版本馆 CIP 数据核字（2023）第 069070 号

责任编辑：谷雨擎/责任校对：周思梦
责任印制：赵　博/封面设计：涿州锦晖

科学出版社 出版
北京东黄城根北街 16 号
邮政编码：100717
http://www.sciencep.com

保定市中画美凯印刷有限公司印刷
科学出版社发行　各地新华书店经销

\*

2023 年 6 月第　一　版　开本：850×1168　1/16
2025 年 1 月第二次印刷　印张：9 1/4
字数：280 000

**定价：39.80 元**
（如有印装质量问题，我社负责调换）

# 前　言

党的二十大报告指出，教育、科技、人才是全面建设社会主义现代化国家的基础性、战略性支撑。为深入贯彻党的二十大精神，推动医学教育高质量发展，更好地适应高等职业教育教学改革的需求，在全国高职高专院校护理类专业核心教材建设指导委员会的组织规划下，深入推动教学教材改革，按照全国高职高专院校护理专业的培养目标，确立本课程的教学内容并编写了本教材，充分体现教材育人功能，为健康中国建设和卫生健康事业发展提供有力的支撑和可靠的人才保障。

护理学导论是护理学专业学生迈入专业学习的一门重要专业基础课程。本课程设置的主要目的在于引导学生了解护理学的发展史和发展趋势，明确护理学的基础理论及学科框架，熟悉护理学的基本概念和工作方式，掌握科学的临床护理思维方法，具备现代护理理念、科学思维和法律意识，以及职业安全防护、健康教育等职业能力。

本教材坚持"以就业为导向，以全面素养提升为基础，以能力为本位"的现代职业教育教学改革方向，以人才培养目标为依据，与护理岗位能力需求和全国护士执业资格考试接轨，培养满足岗位需求和社会需求的高素质技术技能型人才。教材编写内容紧密联系行业发展，注重学生职业核心能力的培养，在教材中融入思想道德教育，将价值塑造、知识传授和能力培养三者融为一体，落实立德树人根本任务。

本教材是高职高专院校护理、助产专业及其他医学相关专业的教学用书，也可作为培训教材使用。全书共分 10 章，包括绪论、健康与疾病、护士与患者、护理学支持理论、护理学理论、护理程序、护理科学思维方法与决策、护理安全与职业防护、护理伦理、护理与法律。为便于学生对知识的学习和理解，拓展学生视野，教材引入案例，增加链接、医者仁心等模块；每章末设置自测题，有助于学生课后巩固学习。

教材的编写参考了国内外有关文献的观点，博采众长，同时得到了各编者单位的大力支持，在此表示诚挚的谢意。由于编写水平有限，不足之处在所难免，诚恳希望使用本教材的广大读者提出宝贵意见，以便修订完善。

编　者

2022 年 9 月

# 配 套 资 源

欢迎登录"中科云教育"平台，**免费**数字化课程等你来！

## "中科云教育"平台数字化课程登录路径

### 电脑端

➤ 第一步：打开网址 http://www.coursegate.cn/short/W1Y42.action

➤ 第二步：注册、登录

➤ 第三步：点击上方导航栏"课程"，在右侧搜索栏搜索对应课程，开始学习

### 手机端

➤ 第一步：打开微信"扫一扫"，扫描下方二维码

➤ 第二步：注册、登录

➤ 第三步：用微信扫描上方二维码，进入课程，开始学习

## PPT 课件，请在数字化课程中各章节里下载！

# 目　录

# 第1节　护理学发展史

护理学是一门以自然科学和社会科学为理论基础，研究有关预防保健、疾病治疗及康复过程中的护理理论、知识、技能及其发展规律的一门综合性应用科学，其研究内容和范畴包括影响人类健康的生物、心理、社会的各个方面。护理专业在呵护生命、防治疾病、协助诊疗、促进健康等方面发挥着不可替代的作用。

## 一、国外护理学的发展过程

护理学的形成与发展与人类的文明和健康密切相关，随着人类社会的演变、医学科学的进步，护理学的内涵不断拓展。了解护理学的发展史，有助于提高对护理本质的认识和理解，增强护生的职业认同感，并能更好地满足社会对护理服务的需求，提高人类健康服务水平。

### （一）人类早期的护理

人类的生、老、病、死伴随着人类的生存与发展，原始的医疗和护理应运而生。

**1. 自我护理**　原始社会生活条件恶劣，人类为了生存需要不断地与大自然斗争，因此积累了丰富的生活与生产经验，如用溪水冲掉伤口的血污，防止伤口恶化；将烧热的石块或炒热的沙放在患处以减轻疼痛；进食熟食可减少胃肠道疾病等，逐渐形成了自我保护式的医疗照顾。

**2. 家庭护理**　为了在恶劣的环境中求生存，人们逐渐按血缘关系聚居，形成了以家庭为中心的母系氏族公社。人们有了伤病，便留在家中由母亲或其他妇女给予治疗和呵护。这一时期护理由自我护理进入家庭护理阶段的照顾模式。

**3. 其他形式的护理**　在人类社会的早期，由于当时人类对疾病缺乏科学的认识，常把疾病看成是灾难，于是巫师应运而生。他们用祷告、念咒、放血、冷水泼浇等方法驱除鬼怪以减轻痛苦，治疗疾病。医巫一体和宗教影响是当时护理的重要特征。

### （二）中世纪的护理

中世纪护理的发展主要受到宗教和战争的影响。13～14世纪罗马天主教皇掌握了欧洲许多国家的宗教大权，在各地广建教堂和修道院，修道院内设医院收治患者；同时由于连年战乱，以及伤寒、麻风、疟疾等疾病大肆流行，不少医院应运而建，当时护理的重点是改变医疗环境，包括改变通风、采光及空间的安排。这些医院的护理工作主要由修女承担，她们以丰富的经验和服务人类的道德品质使护理工作在当时社会产生了深远影响，使"家庭式"的护理服务转向了"社会化和组织化"的服务，推动了护理事业的发展。但由于宗教的束缚和战争的影响，当时的护理工作仅限于简单的生活照料，并未达到医疗护理的水平。

### （三）文艺复兴时期的护理

约1400～1600年，在文艺复兴、宗教改革及工业革命的影响下，文学、科学、艺术、医学等领域有了迅速的发展，其间建立了许多图书馆、大学、医学院校。医学科学的迅猛发展，涌现出许多著名的先驱者。1543 年，比利时医生安德雷亚斯·维萨里撰写并出版的第一部《人体构造》，被认为是解剖学的初创。1628 年英国医生威廉·哈维发表了《心血运动论》，标志着医学对血液循环功能的科学认识的建立。与医学科学的迅猛发展相比，护理工作却停滞在中世纪的状态长达 200 年之久。当时社会重男轻女，加上宗教改革及工业革命的影响，护理工作不再由具有仁慈博爱精神的修女等人承担，护理人员多为谋生而来，她们既无经验又无适当的训练，致使护理质量大大下降，护理事业的发展进入了历史上的黑暗时代。

### （四）近代护理学的诞生

19 世纪中叶，随着科学的发展及医学的进步，社会对护士的需求增加，护士的护理质量及工作地位有了一些提高，护士的职业被社会认同，欧洲相继开设了一些护士训练班。1836 年德国牧师西奥多·弗利德纳（Theodor Fliedner）在德国凯塞威尔斯城建立了女执事训练所，招收年满 18 岁、身体健康、品德优良的妇女，给予专门的护理训练，训练形式包括授课、医院实习、家庭访视。这就是最早的具有系统化组织的护士学校，被视为世界上第一个较为正规的护士训练班。1850 年，弗洛伦斯·南丁格尔（Florence Nightingale）曾在此接受短期的护士训练。南丁格尔首创了科学的护理专业，这是护理工作的转折点，也是护理专业化的开始。

南丁格尔对护理学发展的贡献可概况为以下几个方面。

**1. 奠定了护理向科学化发展的基础**　南丁格尔提出的护理理念为现代护理的发展奠定了基础，她认为护理是一门艺术，有组织性、实用性和科学性。她提出了护理学的概念和护士的任务，首创了公共卫生的护理理念，重视护理对象的生理和心理护理，护士逐渐摆脱教会的控制，成为独立的职业。

**2. 撰写著作奠定专业理论基础**　南丁格尔撰写了大量的笔记、论著、报告等，其中最有影响的是《护理札记》和《医院札记》。《护理札记》是护理学的经典著作，阐述了护理工作应遵循的指导思想，详细论述了对患者的观察方法及精神、卫生、饮食对患者的影响。

**3. 创办了世界上第一所护士学校**　1860 年，南丁格尔在英国的圣·托马斯医院创办了世界上第一所正规的护士学校，使护理由学徒式教育成为一种正规的学校教育，为正规的护理教育奠定了基础，促进了护理教育的快速发展。

**4. 创立了护理制度**　南丁格尔强调，医院的规章制度和健全的护理管理组织机构是提高护理工作效率和保障工作质量的关键，要求医院设立护理部，由护理部主任负责护理管理工作，使护理工作走向制度化及规范化。

**5. 强调伦理和职业道德修养**　南丁格尔强调护理伦理及人道主义观念，维护和尊重患者的利益，她认为患者没有高低贵贱之分，护士要平等对待每一位患者，用仁爱之心和科学知识为患者解除病痛。

> 🖥 链接　南丁格尔奖
>
> 南丁格尔奖是国际护理学界的最高荣誉奖，1912 年在华盛顿举行的第九届国际红十字大会上，正式确定颁发南丁格尔奖。这项以护理界楷模弗洛伦斯·南丁格尔命名的国际红十字优秀护士奖，每两年颁发一次，奖给在护理学和护理工作中做出杰出贡献的人士。我国首位南丁格尔奖的获得者是王琇瑛。

### （五）现代护理学的发展

自南丁格尔首创科学的护理专业以来，护理学科发生了巨大的变化，从护理学的实践和理论研究来看，现代护理学的发展经历了三个阶段。

**1. 以疾病为中心的护理阶段**　此阶段是现代护理学发展的初期。当时人们虽然逐渐摆脱了宗教和神学的影响，但对健康的认识停留在"健康就是没有疾病，有病就是不健康"的阶段，认为疾病是细菌或外伤引起的机体结构改变或功能异常，因此一切医疗行为都围绕着疾病进行，以清除病灶为根本目标，从而形成了"以疾病为中心"的医学指导思想。受这一思想的影响，协助医生诊断和治疗疾病就成为这一时期指导和支配护理工作的基本理论观点。

此阶段护理特点：①护士必须经过专门的训练，护理已成为专门的职业；②护理从属于医疗，护士是医生的助手；③护理工作的主要内容是执行医嘱和进行各项护理技术操作；④护理忽视了人的整体性，只关注人体局部病灶；⑤护理教育课程参照医学教育课程，未体现护理专业特征。

**2. 以患者为中心的护理阶段** 随着人类社会的进步，自然科学和社会科学都有了新的发展，人的基本需要层次论、系统论等相继提出和确立，为人们重新认识健康与疾病提供了基础。护理理论家罗杰斯提出了"人是一个整体"的观点。1977年，美国医学家恩格尔提出"生物-心理-社会医学模式"。新的医学模式引起了健康科学领域认识观的根本变革，护理从"以疾病为中心"的模式开始转向"以患者为中心"的模式。

此阶段护理特点：①强调护理是一个专业，逐步建立了自己的理论知识体系；②护士与医生为合作伙伴关系；③护理工作的内容是应用护理程序对患者实施身、心、社会等全方位的整体护理，解决患者的健康问题，满足患者的健康需求；④护理教育课程设置摆脱了参照医学教育课程的模式，形成了自己的理论体系；⑤护士的工作场所局限在医院，护理的服务对象局限在患者，护理研究内容仍局限于患者的康复，尚未涉及群体保健和全民健康。

**3. 以人的健康为中心的护理阶段** 随着社会的发展，疾病谱发生了很大变化。过去威胁人类健康的传染病得到了很好的控制，而与人们生活方式、生活习惯相关的疾病如心脑血管疾病、糖尿病、意外伤害等成为威胁人类健康的主要问题。同时随着社会经济的发展，人们的健康需求也发生了巨大变化，有限的医疗护理服务已很难满足广大人民群众对卫生保健的需求。同时，1978年世界卫生组织（WHO）提出"2000年人人享有卫生保健"的战略目标，使"以人的健康为中心的护理"成为广大护理人员工作的中心和努力的方向。

此阶段护理特点：①护理学发展成为现代科学体系中一门综合自然科学、社会科学知识，应用护理程序独立地为人类健康服务的综合性、应用性学科；②护士的工作场所从医院扩展到了社区、家庭、工厂、幼儿园、老人院或临终关怀医院等所有有人的地方；③护理对象由个体扩展到群体，护理工作的范畴从对患者的护理扩展到对人的生命全过程的护理；④护士角色多元化，护士不仅是医生的合作伙伴，还是健康的教育者、管理者、咨询者、照顾者、患者的代言人等；⑤护理教育有完善的教育体制，有雄厚的护理理论基础，有良好的科研体系，并有专业自主性。

## 二、中国护理学的发展过程

### （一）古代护理的萌芽

我国医学历史悠久，早期医、药、护是合为一体、密不可分的。中医学理论中"三分治，七分养"中的"养"，实质指的就是护理。历代的医学书籍中记载了许多与护理相关的知识和技术。如《黄帝内经》中记载了疾病与饮食调节、精神因素、自然环境和气候变化的关系，如"肾病禁甘""病热少愈，食肉则复，多食则遗，此其禁也"；并提出要"扶正祛邪"，即要加强自身的抵抗力以防御疾病；同时也提出了"圣人不治已病治未病"的预防观点。孙思邈所著《备急千金要方》中宣传了不可与人通用衣服、巾、枕的预防交叉感染的观点，并创造了以细葱管导尿的导尿法。宋代陈自明所著《妇人大全良方》记载了不少妇女产前、产后护理的资料等。

### （二）近、现代护理的形成

**1. 西方护理的传入** 鸦片战争后，宗教和西方医学传入中国。1820年，英国医生在澳门开设诊所。

1835 年，英国传教士巴尔克（P. Parker）在广州开设了第一所西医院，两年后，这所医院以短期训练班的形式开始培训护理人员。1884 年，美国护士兼传教士麦克奇尼（E. McKechnie）来华，在上海妇孺医院推行现代护理，于 1887 年开设护士训练班。1888 年，美国护士约翰逊（E. Johnson）在福州一所医院里开办了我国第一所护士学校。1900 年以后，中国各大城市建立了许多教会医院，一些城市设立了护士学校，逐渐形成了我国的护理专业队伍。

**2. 近代护理的发展** 1909 年，中华护士会（1936 年更名为中华护士学会，1964 年更名为中华护理学会）在江西牯岭正式成立。学会的主要任务是制订和统一护士学校的课程，编译教材，办理学校注册，组织毕业生会考和颁发护士执照。1914 年，担任中华护士会副理事长的钟茂芳认为从事护理工作的人员应具有必要的科学知识，故将"nurse"一词译为"护士"，一直沿用至今。1920 年，《护士季报》创刊，这是我国第一份护理专业报刊。同年，北京协和医学院开办高等护理教育，招收高中毕业生，学制 4～5 年，培养了一批水平较高的护理师资和护理管理人员。1922 年国际护士会（ICN）正式接纳中华护士会为第 11 个成员。1931 年，福建汀州开办了中央红色护士学校。

1934 年，中央护士教育委员会成立，成为中国护士教育的最高行政领导机构。1941 年，延安成立了中华护士学会延安分会。1941 年和 1942 年毛泽东同志先后为护士题词："护理工作有很大的政治重要性""尊重护士，爱护护士"。

### （三）中华人民共和国成立后护理的发展

中华人民共和国成立以后，中国卫生事业有了很大的发展，护理事业的发展也进入了一个新的时期。

**1. 护理教育体制逐步完善**

（1）中等护理教育　1950 年，第一届全国卫生工作会议在北京召开，将护理专业教育列为中等专业教育之一，制订了全国统一的教学计划，并编写统一教材，为国家培养了大批中等专业护士。

（2）高等护理教育　1980 年，南京医学院率先开办高级护理专修班。1983 年，教育部和卫生部联合召开会议，决定恢复高等护理教育，同年天津医学院首先开设了五年制本科护理专业，学生毕业后授予医学学士学位。1985 年，全国 11 所高等医学院校设立了护理本科教育，此后其他院校也纷纷开设了四年制或五年制的本科护理专业。

（3）硕士护理教育　1992 年，北京、上海等地开始了护理硕士研究生教育。1994 年国内多所大学与泰国清迈大学联合举办了护理研究生班，为我国各院校培养硕士毕业护理人才 123 名。目前全国已有百余个护理硕士学位授予点。2011 年，教育部批准开设护理专业研究生教育，目的是为我国培养更多的应用型高级护理人才。

（4）博士护理教育　2003 年，第二军医大学成为我国第一个护理学博士学位授予点，2004 年招收首届护理学博士研究生。

（5）岗位教育及继续教育　自 1979 年起，各医疗单位陆续对护士进行了岗位教育，教育手段采取邀请国内外护理专家讲课，选派护理骨干到国内先进的医院进修学习及组织编写相关材料供护理人员学习。1997 年，卫生部继续教育委员会护理学组的成立，标志着我国护理学继续教育正式纳入了国家规范化的管理。

**2. 护理管理体制逐步健全**

（1）建立健全护理行政管理体系　1950 年，各医院实行科主任负责制，曾一度取消了护理部，使护理质量下降，1960 年又恢复护理部对医院护理工作的管理。

从 1979 年开始，卫生部加强了对护理工作的管理，1986 年卫生部召开了全国首届护理工作会议，会后公布了《关于加强护理工作领导理顺管理体制的意见》，其中对各级医院护理部的设置作了具体而明确的规定。各级医院健全及完善了护理管理体制，由护理部负责护士的培训、调动、任免、考核、晋升及奖励等，提高了护理人员的素质，保障了护理质量。

（2）建立健全晋升考核制度　1979年，卫生部颁布了《卫生技术人员职称及晋升条例（试行）》，明确规定了护理专业技术人员的技术职称分为护士、护师、主管护师、副主任护师、主任护师五级，使护理专业具有完善的护士晋升考核制度。

（3）建立护士执业注册制度　1993年3月，卫生部公布了《中华人民共和国护士管理办法》，中国开始有了完善的护士注册及考试制度。1995年6月25日全国举行了首次护士执业考试，考试合格者方可获执业证书并申请注册。护理管理工作正式进入了法治化的轨道。2008年1月23日，国务院第206次常务会议通过了《护士条例》，自2008年5月12日起开始施行。

**3. 护理学术活动日益繁荣**　中华护理学会是我国最权威的护理学术组织，经常召开护理学术经验交流会、专题学习班、研讨会等，还成立了学术委员会和各专科委员会。1954年创办了《护理杂志》，1981年改名为《中华护理杂志》。此外向全国发行的还有《中华护理教育杂志》《实用护理杂志》等十余种专业学术刊物。随着我国改革开放的日益深入，各国护理专家及护士来华讲学或进行学术交流的人数日渐增加，国家及各地每年也选派一定数量的优秀护理人员赴国外进修或攻读学位。各国学术交流的开展活跃了学术气氛，开阔了眼界，缩短了我国护理与国外护理的差距，提高了我国的护理教育水平和护理质量。

**4. 护理专业水平不断提高**　随着护理教育的恢复和发展、护理人员学术水平和科研能力的提高以及现代科学技术的进步，我国的护理专业水平不断提高。大面积烧伤护理、器官移植护理、肿瘤护理、重症护理等专科护理开始出现并发展；护理人员也不再局限于医院护理，开始走进社区和其他医疗机构开展护理服务，护理的内容和范围逐渐扩大，加上医学模式的转变，护理人员开始积极探讨以人的健康为中心的整体护理。

# 三、护理学术团体介绍

学术团体是以从事科学研究，推动科学技术发展为目的的组织，是以知识的继承与创新为目标而进行合理的管理与协调的具有高度自主性的社会实体。具有学术交流主导、技术论证、引荐技术服务、技术开发、沟通信息等功能。

## （一）国际护士会

国际护士会（International Council of Nurse，ICN）于1899年在英国伦敦成立，总部设在日内瓦，是世界各国自治的护士协会代表组织的国际护士群众团体，参加的代表有美国、英国、加拿大、新西兰、芬兰、荷兰、丹麦等国的护士，第一任会长为毕业于英国皇家医院护士学校的芬威克。

国际护士会是国际组织中最早的组织之一，其宗旨为：推动各国的健康服务，提高护理学术标准；改革护理教育的设施，扩大护理服务的范围；通过改善护士的职业、社会及经济条件以提高护士的地位；与相关的卫生机构及组织合作；强调护士应尽自己公民的职责；发展护士间的国际合作及友谊。

## （二）美国护士协会

美国护士协会（American Nursing Association，ANA）于1896年成立，总部设在华盛顿，ANA是美国护士的最高学术组织机构，是非政府组织，私人企业性质的学术组织，不接受美国政府的经费支持。ANA的职能部门有护理政策和实践部、政府关系部、护士工作安全部和护理教育部。

ANA的作用：全美护士工会的作用；目的是为护理的利益而工作，与美国政府、媒体及患者进行沟通与对话；维护护士道德标准，并定期修改不断完善；修订护士专业实践中的各类标准。

### （三）中华护理学会

中华护理学会（Chinese Nursing Association，CNA）于 1909 年 8 月 19 日在江西牯岭成立，原名中华护士会，1964 年更名为中华护理学会。第一届会长是盖仪贞，此后几届会长均为外籍护士，1928 年中国护士伍哲英被选举为第九届会长。中华护理学会是中国建立最早的专业学术团体之一，自成立至今，走过了漫长而不平坦的路程。2013 年 5 月 8 日，中华护理学会终于实现了中国几代护理人的梦想，正式成为国际护士会的成员。加入国际护士会标志着中国的护理事业真正迈向了国际舞台，为我国护理事业的发展提供了更为广阔的平台。

中华护理学会的宗旨是：遵守宪法、法律法规和国家政策，践行社会主义核心价值观，遵守社会道德风尚。执行国家发展护理科技事业的方针和政策。崇尚救死扶伤，以人为本，全心全意为人民健康服务的护理道德，坚持民主办会原则，充分发扬学术民主，依法维护护理工作者的合法权益，提高护理科技工作者的业务水平，促进护理学科的繁荣和发展。

# 第 2 节　护理学的任务、范畴和护理工作方式

**案例 1-1**

2021 年 4 月 1 日上午 9 时，护士小张正在值班，接诊了一名男患者，既往有高血压病史。接诊护士小张按常规采集病史，测量生命体征、处理医嘱，加强该患者的基础护理。

**问题**：护士小张对该患者的处理措施属于什么护理范畴呢？

## 一、护理学的任务

随着护理学科的发展，护理对象的群体构成发生了转变，护理工作的范围也超越了疾病的护理，扩展到生命的全过程，这一切促使护理学的任务发生了深刻的变化。1965 年 6 月修订的《护士伦理国际法》中规定：护士的权利和义务是保存生命、减轻痛苦和促进健康。护理学的最终目标是保护全人类的健康，提高整个人类健康水平。护理学的任务可概括为以下四个方面。

### （一）促进健康

促进健康是帮助个体、家庭和社区获取在维持或增进健康时所需要的知识及资源。这类护理实践活动包括：教育人们对自己的健康负责、建立健康的生活方式、提供有关营养和膳食变化的咨询、解释加强锻炼的意义、告知吸烟对人体的危害、指导安全有效用药、预防意外伤害和提供健康信息以帮助人们利用健康资源等。促进健康的目标是帮助患者维持最佳健康水平或健康状态。

### （二）预防疾病

预防疾病是人们采取行动积极地控制不良行为和健康危险因素，以预防和对抗疾病的过程。预防疾病的护理实践活动包括：开展妇幼保健的健康教育、增强免疫力、预防各种传染病、提供疾病自我监测的技术、提供临床和社区的保健设施等。预防疾病的目标是通过预防措施帮助患者减少或消除不利于健康的因素，避免或延迟疾病的发生，阻止疾病的恶化，限制残疾，促进康复，使人达到最佳的健康状态。

### （三）恢复健康

恢复健康是帮助患者在患病或出现有影响健康的问题后，改善其健康状况，提高健康水平。这类护理实践活动包括：为患者提供直接护理，如执行药物治疗、提供生活护理等；进行护理评估，如测

量生命体征等；和其他卫生保健专业人员共同协助残障者参与他们力所能及的活动，将残障损害降到最低限度，指导患者进行康复训练活动，使其从活动中得到锻炼、获得自信，以利于恢复健康。恢复健康的目标是运用护理学的知识和技能帮助已经出现健康问题的患者解决健康问题，改善其健康状况。

### （四）减轻痛苦

减轻痛苦是指护士掌握并运用护理知识和技能在临床护理实践中帮助处于疾病状态的个体解除身心痛苦，战胜疾病。这类护理实践活动包括：对各种疾病患者、各年龄段临终者的安慰和照顾，帮助患者尽可能舒适地生活；提供必要的支持以帮助患者应对功能的减退或丧失；对临终患者提供安慰和关怀照护，使其在生命的最后阶段也能够保持舒适和尊严。

## 二、护理学的范畴

### （一）理论范畴

随着护理学的研究对象从研究单纯的生物人向研究整体人、社会人方向转变，护理的专业知识结构也发生了变化，在现有的护理专业知识基础上，还研究发展了自己的理论框架、概念模式，吸收了其他学科的理论，如社会学、心理学、伦理学、管理学等，以构成自己的专业和知识体系，更大范围地充实和促进护理学科的发展。

### （二）实践范畴

**1. 根据护理功能划分**

（1）独立性护理功能（independent function）　指护理人员用专业知识及技能来决定护理措施及护理服务。如病情观察，增进舒适的护理措施及自护指导等。

（2）合作性护理功能（interdependent function）　指护理人员必须与医疗小组的其他人员密切配合、协作才能完成的护理功能。如与营养师配合对服务对象进行饮食指导；与理疗师配合指导服务对象康复训练等。

（3）依赖性护理功能（dependent function）　指护理人员遵照医嘱对服务对象实施护理。如用药护理、各种治疗仪器设备的使用等。

**2. 根据工作的专业性质划分**

（1）专业性（professional）　指护理活动范围较广、多变复杂，需要护士依据专业知识及能力，观察、分析和解决护理问题。根据时间、地点、服务对象的身心状况，采取相应的护理方式。要求从业人员接受正规的专业教育及不断的继续教育，以便成功处理好服务对象的问题。

（2）类专业性（semi-professional）　指一些简单的、常规性护理工作。需要护士经过正规培训，有一定的理论及技能来实施的护理。一般指护士所执行的常规护理活动。

（3）非专业性（non-professional）　指一些不需要专业学习或深思熟虑的工作，或服务对象的生活护理性工作，如喂饭、剪指甲等。

**3. 根据不同工作场所划分**

（1）临床护理　临床护理的服务对象是患者，其内容包括基础护理和专科护理。①基础护理：应用护理学的基本理论、基本知识和基本技能来满足患者的生活、心理、治疗和康复的需要，如膳食护理、排泄护理、病情观察、临终关怀等。基础护理是各专科护理的基础。②专科护理：以护理学及相关学科理论为基础，结合各专科患者的特点及诊疗要求，为患者提供护理。如各专科患者的护理、急救护理等。

（2）社区护理　社区护理的服务对象是社区所有人口，包括患者和健康的人。以临床护理的理论、技能为基础，根据社区的特点，对社区范围内的居民及社会群体开展疾病预防，如妇幼保健、家庭护理、预防接种、卫生宣传、健康教育及防疫灭菌等工作。以帮助人们建立良好的生活方式，促进全民健康水平的提高。

（3）护理教育　是我国现阶段发展最快的实践领域，也是护理学最高层次人才汇聚的领域。以护理学和教育学理论为基础，有目的地培养护理人才，以适应现代医学模式的转变和护理学发展的需要。护理教育一般划分为学历教育、毕业后教育和继续教育三大类。学历教育分为中专、大专和本科教育；毕业后教育包括岗位培训教育及研究生教育等；继续教育是对从事护理实践的人员提供以学习新理论、新知识、新技术和新方法为目标的终身性在职教育。

（4）护理科研　护理学的发展依赖于护理科研。是运用观察、科学实验、调查分析等方法揭示护理学的内在规律，促进护理理论、知识、技能和管理模式的更新和发展的工作。护士有责任通过科学研究的方法推动护理学的发展。

（5）护理管理　是运用现代管理学的理论和方法，对护理工作的诸要素如人、财、物、时间、信息等进行科学的计划、组织、人员管理、指导与控制等。系统化管理以确保护理工作正确、及时、安全、有效地开展，为患者提供完善、优质的服务，提高护理工作的效率，提高护理工作质量。

## 三、护理工作方式

护理工作方式是一种为了满足护理对象的护理要求，提高护理工作质量和效率，根据护理人员的工作能力和数量，对患者进行护理时所采用的工作模式。各种工作方式各有利弊，临床工作中，护理管理者需要根据具体情况，恰当选择并综合运用。护理工作方式主要包括以下几种。

### （一）个案护理

临床上由一名护士护理一位患者，即由专人负责实施个体化护理的方式，称为个案护理（case nursing）。

个案护理适用于抢救危重患者或某些特殊患者和满足临床教学需要。护士负责完成患者全部护理活动，责任明确；且能全面掌握患者的情况，及时满足患者的各种护理需要；同时在工作中可以使护士的才华得到充分的发挥，体现个人才能，满足其成就感，并能建立良好的护患关系。但这种工作方法耗费大量人力，且护士只能在班负责，不能实施连续性护理。

### （二）功能制护理

功能制护理（functional nursing）是以完成医嘱和执行各项常规的基础护理为主要工作内容，依据工作性质将护理工作分配给相应的护理人员的护理方式。护士被分为办公室护士、治疗护士、巡回护士等，是一种流水作业的工作方法。

功能制护理适用于护理人力资源缺乏，工作任务繁重的科室患者的护理。其工作特点是护士分工明确，任务单一，易于组织管理，节省人力。但这种工作方法缺少与患者交流沟通，工作机械重复，易导致护士疲劳厌烦，知识面变窄，忽视患者身心整体护理，护士不能获得积极认同与尊重，护士工作满意度下降。

### （三）小组制护理

小组制护理（group nursing）是以分组的形式对患者进行整体护理的方式。小组成员由不同级别的护理人员组成，组长负责制订护理计划和措施，安排小组成员完成工作任务，共同实现护理目标。每个小组由7～8名护士组成，每组护理10～15位患者。

小组制护理的工作特点是充分积极地调动护理人力资源的潜能，发挥团队合作精神，共同分享护理工作成果，维系良好的工作氛围，为患者提供综合性护理服务，护士工作满意度及地位得到提高。

但这种护理方式使护士个人责任感相对较弱，小组成员之间需要相当长的时间磨合与沟通。

### （四）责任制护理

责任制护理（primary nursing）是由责任护士和辅助护士按护理程序对患者进行全面、系统的整体护理的方式。方法是以患者为中心，每位患者由一名责任护士负责，对患者实行 8 小时在岗，24 小时负责制的护理。由责任护士全面评估患者情况，确定护理诊断，制订护理计划，实施护理措施，并追踪评价护理效果。责任护士不在岗时，由辅助护士和其他护士按责任护士制订的计划实施护理。

责任制护理的工作特点是护士责任明确，自主性增强，能全面了解患者情况，为患者提供连续、整体、个性化护理。但此种护理方式对责任护士能力水平要求较高，对护理人力资源需求量较大，要求对患者 24 小时负责难以做到，责任护士之间较难相互沟通和帮助。

### （五）系统化整体护理

系统化整体护理（synthesis nursing）是在责任制护理基础上对护理方式的进一步丰富和完善。是以护理对象为中心，视护理对象为生物、心理、社会多因素构成的开放性有机整体，根据护理对象的需求和特点，为护理对象提供生理、心理、社会等全面的帮助和照护，以解决护理对象现存或潜在的健康问题，达到恢复和增进健康目标的护理实践活动。

以上各种护理工作方式是有延续性的，新的工作方式总是在原有的工作方式基础上有所改进和提高。每一种护理工作方式在护理学的发展历程中都起着重要作用，各种工作方式可以综合运用。

# 第 3 节 护理学的基本概念

 **案例 1-2**

李奶奶，60 岁，身高 155cm，体重 75kg，退休工人，初中文化。近日因生活琐事与老伴拌嘴而致血压突然升高，短暂晕倒后由其老伴及儿女护送入院。护士小李作为李奶奶的责任护士，除完成日常的基础护理之外，还经常为其做心理护理。

**问题**：护士小李对李奶奶的护理体现了何种护理思想？并解释其含义。

## 一、人

人作为护理的服务对象，必然是护理学基本概念之一，且处于中心地位。不同学者对人有不同的认知和看法，目前被护理界普遍接受和认同的是人具有以下特征。

### （一）人是一个统一的整体

人是一个独特的有机整体，包括生理、心理和社会的统一。把人视为整体是现代护理理论体系的核心。人具有双重属性，即生物属性和社会属性。

### （二）人是一个开放的系统

开放系统是指不断地与外界环境进行物质、能量、信息交换的系统。人是一个开放的生物系统，由神经、循环、呼吸、运动等子系统组成，每时每刻都在与周围环境发生着联系，人不断从环境中获得食物、空气、水等，并排泄废物；不断地从环境中获得信息，并向外反馈信息，因此人是一个开放的系统。

### （三）人有基本需求

人的基本需求是指个体为了维持身心平衡及求得生存、成长与发展，在生理和心理上的最低限度的需求。美国心理学家马斯洛（Maslow A. H）将人的基本需要分为五个层次：生理需要、安全需要、爱与归属的需要、尊重的需要和自我实现的需要。当人的需要得到满足时，个体就处于一种相对平衡的健康状态，反之个体就会因失衡影响其生理功能或导致疾病。护理人员应满足护理对象的基本需要，使其处于最佳身心状态。

### （四）人的范畴不断扩展

随着护理学科的发展，其专业服务对象与服务范畴都在不断地扩展，护理服务对象已从单纯的患者扩大到了健康的人。护理服务范畴扩展到了个体、家庭、社区和社会四个层面。护理的最终目标不仅是维持和促进个人高水平的健康，更重要的应是面向家庭和社区，最终达到提高整个人类社会健康水平的目标。

## 二、健    康

### （一）健康的概念

健康不仅仅是没有疾病，还包括躯体健康、心理健康、社会适应良好和道德健康。健康和疾病之间没有明确的分界线，在一定条件下可以相互转化。护理的最终目标是提高人类的健康水平。

### （二）健康与疾病的关系

健康与疾病是两个复杂的概念，是一对矛盾的两个方面，健康不是绝对存在的，患病也并非完全失去健康。健康与疾病是人生命活动过程中最为关注的现象。随着人类对健康、疾病的认识日趋成熟，对二者的关系判定，也在不断地变化。目前可归纳为三点。

（1）健康与疾病是一个连续动态的过程    从健康-疾病连续相模式中得知，任何人任何时候的健康状况都可能处于这种健康与疾病所构成的线形谱的某一点上，而且处在不断动态变化中。所以说，健康与疾病是一个连续动态的过程。

（2）健康与疾病在一定条件下可以相互转化    健康和疾病是相对的。健康是人们在不断地适应环境变化的过程中，维持生理、心理和社会适应等方面动态平衡的状态。疾病则是人的某方面功能偏离正常状态的一种现象。每个人的健康任何时期都包含着健康与疾病两种成分，哪一方面占主导，就表现出哪一方面的现象与特征。当个体向最佳健康一端移动时，健康的程度就增加，当个体向完全丧失功能或死亡一端移动时，疾病的程度就增加，所以说，健康与疾病在一定条件下可以相互转化。

（3）健康与疾病之间没有明确的分界线    在任何时候，一个人的健康总是相对而言的，没有完全的健康，即使是在极佳的健康状态下仍然存在不健康的因素。而现在大多认为健康与疾病可在个体身上同时并存，即一个人可能在生理、心理、社会的某方面处于低水平的健康甚至疾病状态，但在其他方面却是健康的，如某些残疾人经过康复治疗和护理，把残障降低到最低程度，使他们身体尚存的功能充分发挥作用，继续为社会做出贡献。因此，一个人的健康状况与人体本身的防御功能及有害因素对人体的影响密切相关，在个体和医护人员共同努力下随时可以改变。所以说，健康和疾病没有明确的分界线。

## 三、环    境

### （一）环境的概念

人类赖以生存的周围一切事物称为环境。通常所说的环境是指围绕着人类的外部世界，是人类赖以生存和发展的社会和物质条件的综合体。

### （二）环境的分类

通常按照环境的属性，将环境分为自然环境、人工环境和社会环境。

**1. 自然环境**　指未经过人的加工改造而天然存在的环境。自然环境按环境要素，又可分为大气环境、水环境、土壤环境、地质环境和生物环境等。充足的阳光、适宜的气候、清洁的水和空气、足够的绿化植被都是生命所必需的，对人类的健康有良好的促进作用。

**2. 人工环境**　指在自然环境的基础上，经过人的加工改造而形成的环境，即人为创造的环境。人工环境与自然环境的区别，在于人工环境对自然物质的形态做了较大的改变。

**3. 社会环境**　指人与人之间的各种社会关系所形成的环境，包括政治制度、经济体制、文化传统等。

### （三）环境与人的关系

环境与人息息相关、相互依存、相互作用，任何人都无法脱离环境而生存。随着现代社会高科技的发明和利用，人类对环境的开发、利用和控制能力大大提高。与此同时，资源的过度开发、生态失衡、空气与水污染、噪声污染、化学制剂的滥用等对人的健康造成了损害。人类所患疾病中，不少与环境中的致病因素有关。保护和改善环境是人类为生存和健康而奋斗的主要目标，早在19世纪南丁格尔就提出了护理与环境的关系是密不可分的。因此，护理人员应掌握有关环境与健康的知识，为服务对象创造良好的休养环境以恢复和增进健康，并广泛宣传，做好环境保护的卫士。

## 四、护　　理

### （一）护理的概念

护理英文名为 nursing，原意为抚育、保护、照顾幼小等。随着社会的不断进步和发展，护理的内涵也在不断扩展。

1980 年，ANA 提出：护理是诊断和处理人类对现存的或潜在的健康问题的反应。

### （二）护理的内涵

**1. 照顾**　是护理永恒的主体。无论在什么年代，用什么方式提供护理，照顾始终是护理不变的核心。

**2. 人道**　护士是人道主义忠实的执行者。在救死扶伤的工作中要求每一个护理人员做到一视同仁、尊重个体、注重人性，为人类健康服务。

**3. 帮助性关系**　护患关系实质是一种帮助与被帮助的关系，在互动过程中护士应运用自己的专业知识和技能，为患者提供帮助和服务。

### （三）整体护理

整体护理的基本含义：护理人员视服务对象为一个功能整体，在护理时提供包含生理、心理、社会、精神、文化等方面的全面护理。

整体护理与传统的疾病护理观完全不同，它强调护理对象的整体性、护理服务的全面性，标志护理人员的护理观已经提升到以人为中心的、全面整体的护理阶段。

**⊕ 医者仁心**

**"药王"孙思邈**

　　孙思邈，唐代医药学家。他所撰写的两部著作均冠以"千金"二字，《备急千金要方》和《千金翼方》。孙思邈非常重视预防疾病，讲求预防为先的观点，坚持辨证施治的方法，强调"每日必须调气、补泻、按摩、导引为佳，勿以康健便为常然"。重视运动保健，提出了食疗、药疗、养生、养性、保健相结合的防病治病主张。孙思邈不仅医术精湛，而且医德高尚。《备急千金要方》中"大医精诚篇"是中国医学伦理学的典范，强调医生须以解除患者痛苦为唯一职责，对患者一视同仁。孙思邈用毕生精力实现了自己的道家医德思想，是中国医德思想的创始人。高尚的医德，实为后世之楷模，千余年来，一直为中国人民和医学工作者所称颂，被尊称为"药王"。

# 自 测 题

## A1/A2 型题

1. 1860 年世界上第一所护士学院的创办者是（　　）
　　A. 亨利·杜南　　　　B. 南丁格尔
　　C. 弗洛伊德　　　　D. 奥瑞姆
　　E. 纽曼

2. 南丁格尔奖章几年颁发一次（　　）
　　A. 3 年　　　　　　B. 5 年
　　C. 1 年　　　　　　D. 2 年
　　E. 4 年

3. 护理学是医学领域里一门（　　）
　　A. 自然学科　　　　B. 社会学科
　　C. 人文学科　　　　D. 综合性应用学科
　　E. 基础学科

4. 下列不属于护理学的任务的是（　　）
　　A. 促进健康　　　　B. 预防疾病
　　C. 恢复健康　　　　D. 减轻痛苦
　　E. 诊治疾病

5. 医院内的临床护理工作主要包括基础护理和（　　）
　　A. 护理科研　　　　B. 社区护理
　　C. 护理管理　　　　D. 专科护理
　　E. 护理教育

6. 由责任护士对患者实行 8 小时在岗，24 小时负责制的护理工作方式是（　　）
　　A. 责任制护理　　　B. 小组制护理
　　C. 功能制护理　　　D. 个案护理
　　E. 系统化整体护理

## A3/A4 型题

（7、8 题共用题干）

　　王先生，25 岁，清洁工人，清洁外墙玻璃时，不小心从高处跌下造成严重的颅脑损伤，需随时观察病情，做好抢救准备。

7. 此时护士应采取的护理工作方式是（　　）
　　A. 个案护理　　　　B. 功能制护理
　　C. 小组制护理　　　D. 责任制护理
　　E. 系统化整体护理

8. 此种护理工作方式的缺点是（　　）
　　A. 耗费大量人力　　B. 工作机械重复
　　C. 个人责任感较弱　D. 缺少护患沟通
　　E. 无法掌握患者全面病情

（9、10 题共用题干）

　　患者，女，20 岁，行腹腔镜卵巢囊肿切除术后 6 小时，主诉伤口疼痛减轻。护士继续遵医嘱使用止痛泵止痛，同时用屏风遮挡后为其消毒会阴部，观察留置导尿管情况，指导家属观察集尿袋的尿量，回答患者对留置导尿管时间的询问，操作过程护患沟通良好。在护理文件中书写相应护理诊断。

9. 护士实施的照护过程除满足了患者生理需要外，主要还满足了何种需要（　　）
　　A. 心理　　　　　　B. 社会
　　C. 精神　　　　　　D. 文化
　　E. 自尊

10. 护士在实施照护活动过程中，留置导尿的护理措施属于（　　）
　　A. 临床护理　　　　B. 护理教育
　　C. 护理管理　　　　D. 社区护理
　　E. 护理研究

（林　波）

# 第2章 健康与疾病

健康与疾病是护理学科中最基本的概念，是护理理论研究领域的核心问题。健康与疾病，不仅是生物学问题，也是社会学问题。护理是为个人、家庭和社区提供卫生保健服务，其宗旨是帮助人们预防疾病、恢复健康、维护和促进健康，从而使人们保持最佳的健康状态。因此，正确认识健康、疾病和保健的概念及其相互关系，深入研究影响健康、疾病的因素，对发展护理理论、丰富护理实践内容、扩展护理学研究领域具有重要的现实意义。

## 第1节 健 康

健康是一个包含生理、心理、社会、精神和文化等不同层面的多维的概念。维护和促进健康是护士的首要责任。护士必须明确健康概念的含义和影响因素，才能做好以人的健康为中心的各种护理。

### 一、健康的概述

健康（health）是一个复杂、综合且不断变化的概念，随着社会经济、科学技术的发展，以及人们生活水平的提高，健康的概念也在不断变化。在不同的历史条件和文化背景下，人们对健康有不同的理解和认识。

#### （一）健康的概念

**1. 古代健康观** 在西方医学史上，以毕达哥拉斯及恩培多克勒为代表的四元素学派认为，生命是由土、气、水、火四元素组成的，这些元素平衡即为健康。"医学之父"希波克拉底认为"健康是自然和谐的状态，如果一个人身体各部分与体液协调就是健康，反之则为疾病"。我国古代医学也认为，人体组织结构可划分为阴阳两部分，阴阳协调平衡就是健康。

**2. 近代健康观** 近代健康观念随着现代医学的发展而不断地完善及进步。

（1）生物个体健康观 随着近代医学的形成，人们对健康的认识也有了改观，从不同角度对健康进行了描述，如："健康是无临床病症的状态""健康是身体的良好状态""健康是正常功能的活动""健康是生命统计学的正常状态""健康是宿主对环境中的致病因素具有的抵抗状态"等。上述对健康的描述是生物医学模式的产物，它侧重于机体的生理病理机制，但忽视了人的心理和社会特征，有其局限性和片面性。

（2）社会学健康观 20世纪40年代后，西方学者开始从社会学角度运用流行病学的知识和技术，以非生物学的观点探索健康与疾病的内涵，从而产生了健康社会学。健康社会学认为"社会变量既表现为一种调节机制，又是可引发疾病的独立原因"。这对医学模式的转变产生了重要影响，使人类健康观发生了质的飞跃。

**3. 现代健康观** WHO在1946年将健康定义为："健康不仅是没有疾病和身体缺陷，还要有完整的生理、心理状态和良好的社会适应能力。"WHO是从社会学角度给健康下的定义，这个概念从现代医学模式出发，既考虑了人的自然属性，又侧重于人的社会属性，把人看成既是生物的人，又是心理的人、社会的人。就人的个体而言，躯体健康是生理基础，心理健康是促进躯体健康的必要条件，而良好的社会适应性则可以有效地调整和平衡人与自然、社会环境之间复杂多变的关系，使人处于最为理想的健康状态。1989 年，WHO 又提出了健康新概念，即"健康不仅是没有疾病，而且包括躯体健康、心理健康、社会适应良好和道德健康"，首次将"道德健康"纳入健康的内容，形成四维健康观。

### （二）亚健康状态

亚健康状态（subhealth status），是近年来国内外医学界提出的新概念，指非病非健康状态，现代医学又称"次健康"或"第三状态""灰色状态"。WHO 将机体无器质性病变，但有一些功能改变称为"第三状态"，我国称为"亚健康状态"。亚健康是指人体处于健康和疾病之间的一种状态。处于亚健康状态者，不能达到健康的标准，表现为一定时间内的活力降低、功能和适应能力减退，但不符合现代医学有关疾病的临床或亚临床诊断标准。亚健康的发生与现代社会人们不健康的生活方式及不断增大的社会压力有直接关系。亚健康的发生和发展是一个动态的过程，处理得当，身心可向健康转化；反之，则患病。亚健康者在一般情况下可以正常学习、工作和生活，但生活质量不高，工作效率较低，容易疲劳。在这个过程中，机体各系统的生理功能和代谢过程活力降低，适应与恢复能力减退，机体的活动耐力、反应能力、适应能力和免疫力降低。表现为躯体疲劳、情绪低落颓丧、肌肉关节酸痛、消化功能减退、头痛、失眠、人际关系不协调、家庭关系不和谐、性功能障碍等。

亚健康状态应与亚临床疾病相鉴别。后者虽无疾病的症状和体征，但存在生理性代偿或病理性改变的临床检测证据，本质上是疾病，如无症状缺血性心脏病，机体没有胸痛等临床表现，但心电图等检查常可发现心肌缺血的客观证据。而亚健康本质上还不是疾病，可能是亚临床疾病的更早期形式。

## 二、影响健康的因素

人类处于复杂多变的自然环境和社会环境中，其健康状态受多因素的影响和制约。影响健康的主要因素有以下几个方面。

### （一）生物因素

**1. 生物致病因素**　病原微生物可引起传染病、寄生虫病和非传染性感染性疾病，威胁人们的生命健康。现代医学已经掌握了一些控制生物致病因素的手段，如预防接种、消毒灭菌、使用抗生素等，但生物致病因素的危害依然存在，如鼠疫、艾滋病等，仍应继续加大传染病的防控力度。

**2. 遗传因素**　指由生物遗传因素导致的人体发育畸形、代谢障碍、内分泌失调和免疫功能异常等。如血友病、地中海贫血、21-三体综合征、色盲、儿童自闭症等，另外，如糖尿病、高血压、精神分裂症等疾病则有一定家族倾向性。遗传性疾病对人类健康的影响不可忽视且许多疾病目前还没有有效的根治方法，现行基因诊疗技术、健康干预是目前主要的防治措施。

**3. 个体生物学特征**　年龄、种族和性别等人群特征，也是影响健康的因素。如绝经前女性的冠心病发病率低于男性；手足口病主要发生在 10 岁以下的儿童；皮肤癌白种人多于其他人种；男性较女性更容易患自闭症等。

### （二）心理因素

我国传统医学认为"喜伤心、怒伤肝、思伤脾、忧伤肺、恐伤肾"，较好地总结了心理情绪反应对人体健康的影响。心理因素主要通过对情绪、情感发生作用影响健康。积极的情绪有助于保持心态的平衡，提高机体的免疫力，增进健康，延缓衰老。长期消极的情绪可以引起机体内分泌失衡、免疫力低下，甚至会诱发恶性肿瘤。健康促进、心理咨询、心理治疗、心理康复、心理危机干预是减少心理应激源（也称压力源）的有效配套治疗方案。

### （三）环境因素

环境是生命和健康的重要保障。环境可以分为自然环境和社会环境。人的健康必然受着自然和社会环境因素的影响。

**1. 自然环境**　良好的自然环境是人类生存和发展的物质基础，不良的自然环境则是疾病的温床。新鲜的空气，有利于健康；研究表明雾霾中的空气颗粒物，可以提高死亡率、使慢性病加剧、使呼吸系统及心脏系统疾病恶化，改变肺功能及结构、影响生殖能力、改变人体的免疫结构等。

**2. 社会环境**　社会制度、经济状况、风俗习惯、文化背景及劳动条件等社会环境因素，均可导致人们产生不同的社会心理反应，从而影响身心健康。比如文化教育会影响人们的健康素养、对健康和疾病的认知、就医行为的即时性和健康教育的接受程度等。

### （四）行为与生活方式

行为与生活方式是指人们受一定文化因素、社会经济、社会规范及家庭的影响，为满足生存和发展的需要而形成的生活意识和生活习惯的统称。不良的生活方式直接或间接与慢性非传染性疾病有关，如恶性肿瘤、高血压、冠心病、糖尿病等。

### （五）卫生保健服务体系

医疗卫生服务的内容、范围和质量与人的健康密切相关。医疗资源布局不合理、初级卫生保健网络不健全、城乡卫生人力资源配置悬殊和医疗保健制度不完善等服务体系问题，会直接危害人们的健康。

 链接　生活方式医学

生活方式医学是一门新兴医学专科，是针对心脑血管疾病、癌症、糖尿病等所有慢性疾病的生活方式病因，基于循证证据，从营养、体力活动、压力管理、社会支持、环境暴露等方面，通过对个体和群体进行综合的生活方式医学干预，以达到预防、治疗、康复，甚至逆转慢性疾病进程的目的。2017年美国率先举办生活方式医学专科认证考试，并逐步纳入全民医保体系，其成为慢性疾病的一线治疗手段。随后，世界各国纷纷成立生活方式医学会，以此作为各国医疗改革的重要方向。

## 三、提高生存质量的护理策略

当今社会人们越来越重视和追求生活的质量，护士的任务不仅仅是解除病痛，延长服务对象的生命，还要努力提高服务对象的生存质量。提高生存质量的护理活动包括以下三方面。

**1. 生理领域**　首先要做好生活护理，避免不良刺激，保证患者生理舒适感。具体内容包括：

（1）采取一定的措施减轻或消除患者的疼痛与不适，如安置舒适体位、适当应用止痛剂、松弛疗法和适宜的温、湿度等。

（2）保证周围环境的安静整洁，使患者有足够的休息和睡眠。

（3）帮助患者满足饮食、饮水、排泄和活动等方面的需要。

**2. 心理领域**　应密切观察患者的心理变化，运用良好的沟通技巧，进行心理疏导和指导，鼓励患者宣泄不良情绪，帮助其树立正确、豁达的生死观。

**3. 社会领域**　有力的社会支持是患者战胜疾病的重要支撑。护士应鼓励患者家属及重要关系人经常探望和陪伴患者，给予患者更多的关怀、支持和鼓励，使其获得感情上的安全感和满足感。

# 第2节　疾　病

**案例 2-1**

　　许某，男，34 岁，既往体健，某日参加公司聚会，醉酒后出现腹部剧痛、呕血等症状，在同事的陪伴下到急诊治疗，诊断为"胃出血"。住院期间许某十分担心自己的病情会复发，对无法参加公司的会议及考核感到不安。

　　问题：1. 如何理解健康与疾病的关系？
　　　　　2. 疾病给许某带来了哪些影响？
　　　　　3. 如何为患者创造适合恢复身心健康的治疗性环境？

## 一、疾病的概述

　　人类对疾病的认识是随着生产的发展及科技的进步而不断深化和完善的，至今仍在不断的变化和发展过程中。人们对疾病的认识经历了一个漫长而不断发展的过程，可分成两个阶段。

### （一）古代疾病观

　　**1. 疾病是鬼神附体**　远古时代，由于生产力低下和人们认识能力落后，人们认为疾病是鬼神附体，鬼神的惩罚或作祟是疾病的本质，因而出现了一系列与各种鬼神作斗争以治疗疾病的方法。

　　**2. 疾病是机体阴阳失衡**　这是用原始朴素的自然观来认识疾病。中国古代医学家根据古代中国哲学家"把万事万物划分为阴阳两大类"的观点把人体各部分也划分阴阳。认为阴阳协调则健康，阴阳失调则患病。治疗的任务在于恢复阴阳平衡。这是我国古代对疾病及其本质的认识。而在西方，著名的古希腊大医学家希波克拉底创立了"液体病理学"，认为人的健康取决于其体内四种基本流质：血液、黏液、黑胆汁和黄胆汁。而疾病则是由于四种流质不正常的混合和污染。

### （二）近代疾病观

　　18～19 世纪，西方医学中的组织学和微生物学得到了很大的发展，德国病理学家菲尔绍（Virchow）建立了"细胞病理学说"，指出疾病是致病因素损伤了机体特定细胞的结果，使疾病有了比较科学的定位，开创了现代疾病观的先河。此后，随着医学的发展，人类对疾病的认识不断发展，并对疾病本质的认识渐趋深入和成熟。概括起来主要有以下几种。

　　**1. 疾病是不适、痛苦与疼痛**　把疾病与不适、痛苦与疼痛联系起来，反映了疾病某一方面的特征，对区分正常人与患者有一定帮助。但是疼痛与不适只是疾病的一种表现，并非疾病的本质，更不是疾病的全部。以疼痛、不适来定义疾病，显然是片面的，不利于疾病的早期诊断，更不利于疾病的预防。

　　**2. 疾病是社会行为特别是劳动能力丧失或改变的状态**　是从社会学的视角定义，其特点为不是从疾病本身固有的本质特点出发，而是以疾病带来的社会后果为依据，目的在于唤醒人们努力消除疾病，战胜疾病的意识。

　　**3. 疾病是结构、形态及功能的异常**　这是在生物医学模式指导下的非常具有影响力的疾病定义，是疾病认识史上的一个大飞跃、大进步，许多疾病的奥秘从本质上得到了揭示。但这个观点只强调疾病的定位，强调疾病部位的结构、功能和形态的改变，而忽视人的整体功能状态的变化。

　　**4. 疾病是机体内稳态的紊乱**　内稳态是 20 世纪初法国生理学家克劳德·伯纳德（Claude Bernard）提出的，他认为生理过程是维持内稳态的平衡，而疾病过程是内稳态破坏的状态。用整体观取代局部定位观点认识疾病。

### （三）现代疾病观

现代疾病观综合考虑了人体各组织、器官和系统之间的联系，以及人体生理、心理、社会、精神和环境多层面之间的联系，归纳起来疾病有以下特征。

1. 疾病是发生在人体一定部位、一定层次的整体反应过程，是生命现象中与健康相对立的一种特殊征象。

2. 疾病是机体正常活动的偏离或破坏，是功能、代谢和形态结构的异常以及由此产生的机体内部各系统之间和机体与外界环境之间的协调发生障碍。

3. 疾病不仅是体内的病理过程，而且是内外环境适应的失调，是内外因作用于人体并引起损伤的客观过程。

4. 疾病不仅是躯体上的疾病，而且也包括精神和心理方面的疾病。完整的疾病过程，常常是身心因素相互作用、相互影响的过程。

综上所述，疾病是机体身心在一定内外环境因素作用下所引起的一定部位功能、代谢和形态结构的变化，表现为损伤与抗损伤的整体病理过程，是机体内部及机体与外部环境平衡的破坏和正常状况的偏离或终结。从护理的角度讲，疾病是一个人的生理、心理、社会和精神受损的综合表现，是无数生态因素和社会因素作用的复杂结果。

## 二、疾病的影响

一个人一旦患病，其本人、家庭乃至社会都将面对疾病及其治疗带来的不同程度的变化和影响。

### （一）疾病对个体的影响

（1）生理的改变　患病后身体组织器官病理生理的改变，使患者产生不适感，如疼痛、呼吸困难、肢体偏瘫等，影响进食和休息，严重者甚至无法正常工作和生活，危及生命安全。

（2）行为和情绪的改变　患者行为和情绪的改变与疾病的严重程度、持续时间及患者对疾病的态度等多种因素有关。疾病持续时间短、对生命威胁不大，患者出现的行为和情绪改变就小，持续时间也短，多表现为易怒、乏力或期望像平常一样活动。病情越严重，持续时间越长，患者的行为和情绪反应越激烈，如焦虑、震惊、否认、愤怒、退缩、抑郁、无能为力感甚至自杀等。

（3）自我概念的改变　自我概念（self-concept）即一个人对自己的看法或认识，自我概念不仅取决于个体对自己躯体、角色、心理和精神状况的主观感受，更是受到个体身体某部分或功能的缺失、疼痛、依赖他人、经济困难、参与社会活动能力缺乏等状况的影响。由于疾病，患者可能无法实现家庭的期望，不能完成社会角色功能，其经济状况和自我价值感也受到影响。

（4）生活方式的改变　由于疾病，特别是慢性病，患者常需改变生活方式，如改变饮食、活动、锻炼、休息和睡眠模式。尽量避免或减少致病因素，并积极参加一些促进健康的活动，如戒烟限酒、定期锻炼、注意休息和睡眠等。

### （二）疾病对家庭的影响

**1. 家庭角色的改变**　个体患病后，其原先的家庭角色会发生变化，如母亲因病无法承担日常家务，通常就需要年长的孩子承担起母亲的这部分家庭角色。在家庭角色改变的过程中，如果进展不顺利，则会导致适应不良，严重者需要专业性的咨询和指导才能适应改变。

**2. 家庭运作过程的改变**　家庭运作过程包括家庭日常活动的运行、事务的决策和分配、家庭成员相互的支持、应对变化和挑战的过程。如果父亲或母亲患病时，其他家庭成员无力或拒绝承担其角色责任，就可能导致家庭的某些活动或决策停止或推迟，此时家庭运作过程就会发生紊乱。

**3. 家庭健康行为的改变** 对血友病、原发性高血压、糖尿病、抑郁症和癌症等各种家族遗传病或有遗传倾向的疾病的确诊，可以提高家庭乃至整个家族的警惕性，从而促使家庭健康行为的改变，做到及早预防、及早发现和治疗。

### （三）疾病对社会的影响

个体患病后，不能继续承担其原有的社会角色，必定降低社会生产力，且诊断和治疗疾病还要消耗本就有限的社会医疗资源。如果患的是传染性疾病，若不采取适当的隔离措施，则有可能造成更大范围的传播，严重威胁他人的健康和社会的安全。

## 三、疾病的预防

预防意味着预料可能发生的问题并加以防治，或尽早发现以减轻其可能造成的伤残。在医疗护理服务中，应实施三级预防。

**1. 一级预防** 又称病因预防，是从病因上防止健康问题的发生，即采取自我保健方法或预防措施，防止疾病的发生。如：合理膳食、适量运动、戒烟限酒等。

**2. 二级预防** 又称临床前期预防，关键是早期发现、早期诊断和早期处理健康问题，即"三早"预防。例如，高血压患者的筛选，早期给予治疗；指导妇女如何自己检查乳房以早期发现乳腺癌等。这些问题早期发现可以采取措施来减轻或控制。

**3. 三级预防** 又称临床期预防，即积极治疗、预防并发症并采取各种促进身心健康的措施，以防止疾病进一步恶化和各种伤残，以最大可能地恢复健康，即把健康问题的严重程度压缩到最低限度。例如，中风后早期康复指导、乳腺手术后的肢体运动等。有些人已有疾患或残障影响他们的生活，通过三级预防，可以减轻其程度，帮助其恢复部分或全部自理能力。

## 四、健康和疾病的关系

自人类存在以来，我们一直就面临着健康和疾病问题的困扰，并由此促使我们不断实践，不断加深对疾病和健康认知的深度和全面性。健康与疾病之间有时很难找到明显的界限，存在过渡形式，不断变化发展。目前普遍认为健康和疾病并非"非此即彼"的关系，二者应为连续统一体，并且可以相互转化或并存。

**1. 健康与疾病是一个动态的过程** 20 世纪 70 年代，美籍华裔生物统计学家蒋庆琅提出健康-疾病连续相模式（the health-illness continuum），指健康与疾病为一连续的过程，处于一条线上，其活动范围可从濒临死亡至最佳健康状态（图 2-1）。任何人任何时候的健康状态都处于这条连线的某一点上，且位置在不断变化。

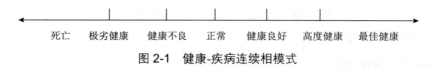

图 2-1 健康-疾病连续相模式

**2. 健康与疾病在一定条件下可以转化** 个体从健康到疾病，或者从疾病恢复到健康的过程，往往没有明显的界线，二者在一定条件下可以相互转化。

**3. 健康与疾病在同一个体上可以并存** 1989 年 WHO 提出的健康观包括生理、心理、社会和道德四个维度。四个维度均处于健康水平，即为最佳健康状态。在人群中动态处于最佳健康状态者仅占总人口的 10% 左右。健康与疾病可以在同一个体并存，如截肢患者，他的身体残缺，生理方面处于疾病状态，但他的心理、社会和道德三方面却可以达到健康，患者通过积极治疗和康复护理，回归社会后扬长避短，尽自己所能充分发挥心理、社会和道德三方面的功能和潜能，达到自己的最佳健康状态。从某种意义上说，他又是健康的。每个个体最终呈现出来的健康状态就是其生理、心理、社会和道德等方面健康水平的综合体现。

# 第3节 健康促进

健康促进与健康教育是医疗卫生工作的基础和先导，是提高全民健康素质的优先战略。健康促进是健康教育事业发展的必然结果。尽管人们已经认识到健康教育的重要性，但是未必能达到预期的效果，只有把健康教育同强有力的政府承诺和支持相结合，才能收到显著的效果。

## 一、健康促进的概述

健康促进作为预防措施不是针对某个疾病，而是要避免产生和形成增加发病的危险因素。而这些因素广泛地存在于社会、经济和文化生活的方方面面。

健康促进（health promotion）一词最早出现在 20 世纪 20 年代的公共卫生文献中。1986 年，WHO 在加拿大首都渥太华召开了第一届国际健康促进大会，发布了《渥太华宪章》，提出了健康促进的定义、内涵、工作领域和基本策略。《渥太华宪章》指出"健康促进是促使人们维护和改善他们自身健康的过程"。2005 年，WHO 又重新把健康促进定义为："健康促进是促使人们提高维护和改善他们自身健康及其健康决定因素的过程。"健康促进是指运用行政的或组织的手段，广泛协调社会各相关部门以及社区、家庭和个人，使其履行各自对健康的责任，共同维护和促进健康的一种社会行为和社会战略。健康促进的核心是以健康教育为基础，以个人、社区人群参与为动力，以行政、政策、法规等支持为保障，以良好的环境为后盾，强调个人和社会对健康各自所负的责任。动员各阶层组织和全社会成员的总体力量，改变和干预危害人类健康的环境、生活方式和行为等，促使人们消除危及健康的各种因素，帮助人们增强健康水平进而达到提高人类生命质量的目的。

## 二、健康促进的策略

**1. 制定健康的公共政策** 根据健康促进的定义，健康促进已经超越了卫生保健的范畴，由于影响健康的因素较多且涉及面广，因此需要把健康问题提到各级政府和组织、各个部门决策者的议事日程上。健康促进明确要求非卫生部门实行健康促进政策，其目的就是要使人们更容易做出健康的选择。

**2. 调整保健服务方向** 在慢性病成为威胁民众健康和生命的首要因素的情况下，单一的医疗服务对提高民众健康水平的作用是有限的。因此，必须改变卫生保健服务工作职能，促使其向提供健康促进服务方面发展，满足绝大多数民众的健康需求，克服因长期重治疗而轻预防服务造成的医疗支出不断增加而效果较差的状况。调整保健服务方向需要积极推动和加强不同职能保健队伍的建设。

**3. 创造支持性的环境** 环境是影响健康的第二大因素，因此健康促进必须创造安全、满意和愉快的生活和工作环境，系统地评估快速变化的环境对健康的影响，采取有效的干预措施保证社会和自然环境有利于向健康的方向发展。而环境管理和干预的有效措施必须得到公共政策的支持。

**4. 发展个人技能** 个人是群体中的成员，个体的健康状态也标志着群体的健康水平。因此，发展个人技能是个体健康的首要措施。主要通过培训、提供健康信息、健康指导等各种健康教育方式，帮助人们提高做出健康选择的技能来支持个人和社会的发展。这样，人们才能更好地控制自己的健康和环境，不断地从生活中学习健康的行为方式，有准备并恰当地应对人生各个阶段可能出现的健康问题，特别是慢性病和外伤。

**5. 加强社区行动**　社区是卫生服务的基层组织，也是开展卫生服务的基本单位。社区居民又是人群的集合体，因此社区卫生服务是一项关系到人群基本健康状况的重要工作。提供适宜的医疗预防、保健、康复、健康教育等过程，充分发动社区力量，让其积极有效地参与卫生保健计划的制订和执行，控制社区资源，帮助社区群众认识自己的健康问题，并提出解决问题的方法，最终达到提高社区民众生活质量的目的。

## 三、促进健康的相关护理活动

健康相关行为是指人类个体或群体与健康和疾病有关的行为，可以分为促进健康的行为和危害健康的行为。促进健康的相关护理活动是指通过护士的努力，使公众建立和发展促进健康的行为，预防和减少危害健康的行为，从而维护和促进人类的健康。

**1. 促进健康的行为**　简称健康行为，是指个体或群体表现出客观上有益于自身和他人健康的一组行为。这些行为包括：①基本健康行为：日常生活中一系列有益于健康的基本行为，如平衡膳食、积极锻炼、适量睡眠等。②戒除不良嗜好：以积极主动的方式戒除日常生活中对健康有害的个人偏好，如吸烟、酗酒等。③预警行为：指对可能发生的危害健康的事件预先给予警示，从而预防事故发生并能在事故发生后正确处置的行为，如溺水、车祸、火灾等意外事故发生后的自救、救他行为。④避开环境危害：指能主动调试、回避和积极应对生活与工作中的自然环境以及心理社会环境中对健康有害的各种因素。⑤合理利用卫生服务：指能合理利用卫生保健服务，以维护自身健康的行为，如定期体检、预防接种、有病及时求医与遵医行为。

**2. 危害健康的行为**　简称危险行为，是指偏离个人、他人、社会的期望方向，客观上不利于健康的一组行为。危险行为包括：①不良生活方式与习惯：不良生活方式是一组习以为常的、对健康有害的行为习惯，与肥胖、心血管系统疾病、癌症等疾病的发生关系密切。常见的不良生活方式与习惯有吸烟、酗酒、熬夜、高盐高脂饮食、不良进食习惯等。②致病行为模式：是导致某些特异性疾病发生的行为模式，国内外研究较多的是与冠心病密切相关的 A 型行为模式和与肿瘤发生密切相关的 C 型行为模式。③不良疾病行为：疾病行为是指个体从感知到自身患病到身体康复全过程所表现出来的一系列行为。不良疾病行为可能在上述过程中的任何阶段发生，常见的不良疾病行为有疑病、讳疾忌医、不及时就诊、不遵从医嘱、迷信、恐惧、自暴自弃等。④违反社会法律、道德的危害健康行为：吸毒、乱性等直接危害行为者的健康，又扰乱正常社会秩序，危害社会健康。

**3. 促进健康的护理活动**　①应用良好的沟通技巧和丰富的知识帮助人们树立正确的健康观念；②通过教育和医疗保健手段更好地控制、干预和预测人们的健康问题；③诱导和激励公众的健康行为；④帮助个体、家庭、社会群体去除或降低不健康行为。

# 第 4 节　健 康 教 育

**案例 2-2**

　　王奶奶，76 岁，身高 160cm，体重 55kg，退休工人，高中文化，平时喜欢高盐饮食。前几日因生活琐事与老伴怄气而导致血压升高，晕倒后老伴及其子女及时拨打 120 将其送至医院，护士小李热情接待王奶奶并询问她："奶奶，您现在感觉怎么样？"王奶奶回复："没什么大事，我这高血压都十几年了，平时吃点药就好了。"子女说："我们希望母亲身体状况平稳，可又不知道怎么做才好。"

　　**问题**：如何采取适当的方法对王奶奶进行健康教育呢？

## 一、健康教育的概述

1988 年国际健康教育联合会、WHO 和联合国儿童基金会（UNICEF）召开的第十三次健康教育大会，将健康教育（health education）定义为"一门研究以传播保健知识和技术，影响个体和群体行为，预防疾病，消除危险因素，促进健康的科学"。其核心是通过信息传播帮助个人和群众树立健康意识，养成良好的行为习惯和生活方式，以消除或减轻影响健康的危险因素，预防疾病、促进健康和提高生活质量。

## 二、健康教育的原则

### （一）科学性

教育的内容必须正确无误并有科学依据，这是健康教育的首要环节。及时摒弃陈旧过时的内容，切忌哗众取宠、片面或绝对。同时注意应用新的科学研究结果，引用的数据可靠，举例实事求是，不可随意夸大一些药品、食品以及锻炼方法的效果。缺乏科学性的教育内容和方法往往会起到适得其反的效果。

### （二）可行性

健康教育必须建立在符合当地的经济、社会、文化及风俗习惯的基础上，否则难以达到预期的目的。许多不良生活方式或行为习惯都会受到文化背景、社会习俗、经济条件、饮食习惯、卫生服务、环境状况等因素的影响，要考虑到这些客观制约因素的存在，否则难以达到健康教育的目的。

### （三）针对性

学习者的年龄、性别、健康状况、职业、文化程度、个性、心理状态等均有不同，对卫生保健知识的需求也各不相同。因此，在实施健康教育计划之前，应全面评估学习者的具体情况和学习需求，并在此基础上制订出切实可行的健康教育计划。采用不同的教育方法，设计与年龄、性别、爱好、文化背景相适宜的教学活动。例如，采用文字资料进行宣传，对老年人、小儿、文盲和有视觉、听觉缺陷的盲人、聋哑人就不适宜。

### （四）启发性

健康教育不能靠强制手段，而是通过启发教育，鼓励与肯定行为的改变，让人们理解不健康行为的危害性，形成自觉的健康意识和习惯。为了提高教育效果，可采用多种启发教育方式，如采用生动的案例、组织同类患者或人群交流经验与教训，其示范和启发作用往往比单纯的说教效果更好。

### （五）循序渐进性

健康教育的内容设置要按照不同人群的认知、思维和记忆规律，由浅入深、由易到难、由简到繁、由感性到理性、由具体到抽象，循序渐进地展开教学。注意每次学习活动应该建立在上一次学习的基础之上，一次的教学内容不宜安排过多，逐渐累积才能达到良好的教育效果。

### （六）通俗性

采用健康学习者易于接受的教育形式和通俗易懂的语言是保证健康教育效果的重要因素。尽量使用公众化语言，避免过多地使用医学术语。如在讲解健康知识时，对于儿童可使用形象生动的比喻或儿化语言；对文化层次较低的群体，可使用一些日常生活用语、俗语、地方话，以帮助其更好地理解。

## （七）直观性

在健康教育中，护士可以将抽象的医学、护理知识借用现代化的技术手段直观形象地呈现，便于人们理解。如用视频、动画、图片等生动地展现和表达抽象的健康教育内容，有利于提高学习兴趣，加深对知识的理解，是保证健康教育效果的有效手段，也是现代健康教育的标志之一。

## （八）合作性

健康教育活动不仅需要学习者、教育者及其他健康服务者的参与，也需要动员家庭和社会等支持系统人员参与和合作，支持系统运用得越好，健康教育的目标越容易实现。父母、子女、同事、朋友等的支持参与，可以帮助学习者达到健康的行为目的。

## （九）行政性

健康行为并非完全是个人的责任，还需政府部门的领导与政策支持，以推动全民健康促进活动。对于医疗卫生部门而言，其职能不仅包括提供临床与治疗服务，还涵盖开展健康教育和健康促进活动，因此，健康教育应该被包含在整个医疗卫生计划内，并应有专人负责管理和专项经费支持，以有效地推动健康教育的开展。

# 三、健康教育的内容

在护理工作中的健康教育主要包括一般性健康教育、特殊健康教育、卫生法规的教育及患者的健康教育等方面。

## （一）一般性健康教育

帮助人群了解增强个人及群体健康的基本知识，促进人群采取健康行为，主要内容包括个人卫生、合理营养与膳食平衡、疾病防治与精神卫生知识等。护士开展一般性健康教育，可帮助人群了解健康内涵，指导其建立科学合理的生活方式，预防慢性非传染性疾病，维持身心健康等。

## （二）特殊健康教育

帮助了解特殊人群、特殊职业的健康教育知识，主要包括妇女保健知识、儿童健康知识、中老年预防保健知识、职业病的防治知识等内容。护士开展特殊健康教育，可帮助不同人群了解不同健康危险因素的影响和防护方法等，促进其改变不良作业方式。

## （三）卫生法规的教育

帮助个人、家庭、社区了解有关的卫生政策与法规，使其自觉地遵守卫生法规，维护社会健康，主要内容是卫生法规与政策，如《中华人民共和国母婴保健法》《中华人民共和国食品卫生法》《中华人民共和国传染病防治法》等。开展此类健康教育，有助于提高居民的健康责任心和自觉性，正确合理利用卫生保健资源，维护个体权利，促进社会健康。

## （四）患者的健康教育

此类教育以医院为基地开展门诊教育、住院教育和随访教育。门诊教育是根据门诊患者就医过程的主要环节，针对患者的共性问题实施的教育活动，包括候诊教育、随诊教育、健康教育处方、门诊咨询教育、门诊专题讲座和门诊短期培训，旨在提高患者住院适应能力和自我保健能力。住院教育应根据不同的病因，确定患者及家属的需要，设立相应的健康教育目标，提供教育，帮助患者及家属了解病情，积极参与治疗护理，早日康复。其主要内容包括多方面，如入院时对患者及家属介绍住院规章制度及服务内容，住院期间进行饮食、作息、行为、心理等方面的指导；出院前指导患者及家属巩固治疗、预防复发和定期检查。随访教育主要针对有疾病复发倾向的患者、需要长期接受健康指导的慢性病患者，对其进行相应的健康指导。

## 四、健康教育的方法

健康教育的方法有很多，护士可根据健康教育的内容和目的、学习者的特征，选择适当的方法。下面介绍几种健康教育中常用的教育方法。

### （一）专题讲座法

专题讲座法是针对某个教育主题，以课堂讲授的形式，采用口头语言，并结合书面资料或多媒体课件等方式，向学习者传递相关知识和信息的一种教育方法。是一种专业性、知识性较强的教育方法，也是最常用的教育方法。优点：能在较短的时间内，传授大量的知识和信息，容易组织，比较经济，工作效率高。缺点：单向沟通，人数太多无法达到预期的教育效果，不利于调动学习者的积极性。这种方法适用于各种大小团体、社区。

### （二）讨论法

讨论法是针对学习者的共同需要或存在的健康问题，以小组或团体的形式进行健康信息的沟通，大家一起交流意见与感受，讨论问题，最后教育者进行总结，从而达到健康教育的目标的一种教育方法。优点：学习者之间可以相互学习，护士也能及时给予指导，容易改变学习者的一些态度和行为。缺点：可能会出现场面不容易控制的局面，也容易出现讨论偏题的情况，比较耗费时间。护士应注意把握讨论方向，鼓励所有成员积极参与。护士在组织讨论之前，可以先讲授或事先布置讨论主题，发放相关资料和（或）教具，让参与者对讨论问题有所准备。讨论结束时注意及时评价效果。这种方法适用于各种慢性病的心理护理以及日常生活护理、社区护理和自我护理训练等。

### （三）演示法

演示法是护士通过展示各种实物、教具，进行操作示范，或通过现代化教学手段，使学习者获取知识、掌握技能的教学方法。它是一种针对性强的健康教育手段，可广泛运用于社区健康教育、家庭访视及护理专科门诊。演示法对护士的专业知识、技能的应用能力和沟通能力要求较高。优点：教育者讲解和动作结合，配合教具，生动形象、直观性强，可激发学习者的兴趣。学习者通过观摩学习，反复练习，掌握某种技能，操作性强，可使学习者获得一定的成就感，促进其学习。缺点：容易受到教学场地、教学设备等教学资源条件的限制。这种方法适用于技能方面的学习，例如糖尿病患者学习自己测血糖、自己注射胰岛素等。

### （四）实地参观法

实地参观法是指根据教育的内容，带领学习者实地参观学习，以便学习者学习，借鉴经验，帮助实现教学目标的一种教学方法。优点：利于学习者寻找更多的成功榜样，不仅可以学习和借鉴经验，还可以促进学习者积极地学习。同时，可以提高学习者的观察能力。缺点：很难找到适合的参观对象和场地。例如，带初产妇参观产房，降低其对分娩的心理恐惧感。

### （五）角色扮演法

角色扮演法是一种情景模拟活动。学习者模拟某一角色，将角色的语言、行为、表情及内心世界表现出来，以学习新的行为或解决问题的方法。如针对家庭心理健康问题，通过互换角色的扮演，有利于帮助家庭成员发现各自存在的问题，学会换位思考，在解决自身问题的同时帮助家人，共同成长。优点：提供了具体而生动的学习环境，所有人员都可以参与学习过程，学习气氛活跃，学习者印象深刻。缺点：对于内向、害羞的学习者，可能无法很好地参与到表演中，不能实现预期的学习效果。

### （六）视听教学法

视听教学法是指利用计算机多媒体课件、电影、录像、宣传资料等视听材料，系统地向人们传授知识与技能的一种教育方法。优点：通过视、听等感官刺激，激发学习者的兴趣。教育内容生动形象、趣味性强，有利于学习者接受传授的知识和信息。缺点：成本高、需要一定的设备和经费，只有物质条件达到一定水平才能实现，条件差的地方难以开展。

除了上述教育方式外，还可采用其他多种方式进行健康教育，如利用报纸、书刊、小册子等唤醒人群的健康意识，利用各种社会团体及民间组织活动的机会进行健康教育等。

## 五、健康教育的程序

健康教育是一项系统工程，是一个连续不断的过程，包括评估健康教育需求、设立健康教育目标、拟定健康教育计划、实施健康教育计划及评价健康教育效果五个步骤。

### （一）评估健康教育需求

健康教育是教育者与学习者双方的互动过程。评估是为了了解学习者的学习需求、学习准备状态、学习能力及学习资源，是制订健康教育目标和计划的先决条件。同时，也是健康教育者准备的阶段。

**1. 评估学习者的需求及能力**　在健康教育前，首先需要了解学习者对其健康问题的认识、态度及其所拥有的基本知识和技能。例如学习者是否了解其主要的健康问题，有无不良的行为与生活方式或不健康的观念等危险因素。同时了解学习者的基本情况，如年龄、性别、教育程度、学习能力、对健康知识和健康技能的掌握及需求情况，对健康教育的兴趣及态度等，以根据不同的学习需要及特点来安排健康教育活动。

**2. 评估学习资源**　包括实现健康教育目标所需的时间、参与人员、教学环境、教育资料及设备（如小册子、幻灯、投影）等。

**3. 评估准备情况**　教育者在为服务对象提供健康教育前，应对自身的健康教育准备情况进行评估，如计划是否周全、备课是否充分、对象是否了解及教具是否齐全等，以指导自身做好充分的准备。

### （二）设立健康教育目标

目标是健康教育活动要达到的目的和效果。任何一个健康教育计划都必须有明确的目标，它是计划实施和效果评价的依据。健康教育者应根据每个人或社区群体的不同情况、学习动机及愿望、学习条件等制订一系列的行为目标，并遵循以下原则。

**1. 目标应具有针对性和可行性**　要针对学习者对学习的兴趣与态度、缺乏哪些知识与技能、学习的能力如何、支持系统如何等，制订切合实际的目标。

**2. 目标应具体、明确、可测量**　目标书写时应明确具体需要改变的行为，以及要达到目标的程度及预期时间等，只有目标具体、明确、可测量，才使实施具有指导性和可行性。如实现戒烟的目标，目标可以明确到每周减少 2 支烟。

**3. 目标应以学习者为中心**　制订目标要充分尊重学习者的意愿，充分发挥学习者在制订目标时的主动性，通过共同讨论，制订符合学习者的目标，以取得较好的教育效果。

## （三）拟定健康教育计划

计划是进行健康教育活动的指南，是健康教育实施的基础。在拟定健康教育计划时应注意下列问题。

**1. 明确实施计划的前提条件**　制订计划时应根据目标，列出实现计划所需的各种人力、物力等资源，考虑到可能遇到的问题和阻碍，找出相应的解决办法，确定计划完成的日期。

**2. 将计划书面化、具体化**　健康教育计划应有具体、详细的安排，对每次教育活动应参加的人员，教育地点及教育环境、内容、时间、方法、进度、教育所需的设备和教学资料等都应有详细的计划。

**3. 完善和修订计划**　完成计划初稿后，进一步调查研究，提出多种可供选择的方案，最好邀请有关组织和学习者参与修订，经过比较分析，确定最优或最满意方案，使计划更加切实可行。

## （四）实施健康教育计划

实施是将健康教育计划中的各项教育措施落实于教育活动中的过程。实施包括：计划内容的实施、评估实施前的准备工作、教学资源的利用、时间管理、实施记录等。在实施计划时，重视各部门及组织之间的密切配合与沟通，及时了解教育效果，定期进行阶段性的小结和评价。

## （五）评价健康教育效果

评价是评审教育活动的结果，是对教育目标达成度和教育活动取得效果做出客观判断的过程。根据评价结果及时修改和调整教育计划、改进教育方法，以取得最佳的教育效果，并为随后的教育活动计划及决策提供依据。评价包括：形成评价、过程评价、结果评价等。评价的内容包括：是否达到教育目标，所提供的健康教育是否为人群所需要，教育目标及计划是否切实可行，执行教育计划的效率和效果如何，是否需要修订教育计划等。

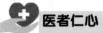

### 医者仁心

#### "马背院士"吴天一

87 岁的吴天一是青海省唯一的中国工程院院士，低氧生理学与高原医学专家。大学毕业后他积极响应党的号召，扎根祖国艰苦边远地区，投身高原医学研究 50 余年，提出高原病防治的国际标准，开创"藏族适应生理学"研究，诊疗救治了上万名藏族群众。青藏铁路建设期间，主持制定一系列高原病防治措施和急救方案，创造了铁路建设工人无一例因高原病致死的奇迹，被称为"生命的保护神"。80 多岁高龄的他仍戴着心脏起搏器在海拔 4500 米以上的高原开展科研工作。50 多年来，吴天一推动高原医学从无到有、从弱到强，他用漫长艰辛的奋斗历程，向世人展现出医务工作者的医者仁心。他的名字，深深烙在青藏高原各族群众心中。

## 自测题

**A1 型题**

1. 健康是指（　　）
   A. 人体生理功能正常，无躯体疾病
   B. 不但没有躯体疾病，还要有完整的生理、心理状况和良好的社会适应能力及道德健康
   C. 身体健康、心理健康和良好的社会适应能力
   D. 具有完整的生理状态和社会适应能力
   E. 不但没有躯体疾病，还要有完整的心理状态

2. 刘某因妻子突然死亡而过度悲伤引起失眠、血压升高属于哪种因素所致（　　）
   A. 生物因素　　　　B. 心理因素
   C. 物理因素　　　　D. 经济因素
   E. 环境因素

3. 对人体健康影响最为深远又最能被控制的因素是（　　）
   A. 自然环境因素　　B. 生活方式

C. 生物遗传因素    D. 健康服务系统

E. 社会因素

4. 下列不属于疾病对家庭的影响的是（      ）

　A. 家庭的经济负担加重

　B. 家庭成员的精神心理压力增加

　C. 造成传染，从而威胁他人健康

　D. 家庭成员情绪的变化

　E. 家庭运作结构

5. 高血压患者的筛选属于（      ）

　A. 一级预防        B. 二级预防

　C. 三级预防        D. 四级预防

　E. 以上都不是

6. 脑卒中后的早期康复指导属于（      ）

　A. 一级预防        B. 二级预防

　C. 临床前期预防    D. 三级预防

　E. 特殊预防

7. 指导过度肥胖的人群合理饮食属于（      ）

　A. 临床前期预防    B. 一级预防

　C. 二级预防        D. 三级预防

　E. 临床期预防

8. 健康教育的核心是（      ）

　A. 建立个体是健康第一责任人理念

　B. 有效控制影响健康的生活行为因素

　C. 建立自律、符合自身特点的健康生活方式

　D. 培养社会人群树立大卫生、大健康的理念

　E. 帮助个体、家庭、社区群体掌握卫生保健知识，提高健康素养

9. 下列不属于健康教育原则的是（      ）

　A. 可行性原则        B. 针对性原则

　C. 保护性原则        D. 科学性原则

　E. 通俗性原则

10. 护士使用 PPT 向患者讲解血栓闭塞性脉管炎与吸烟的密切关系：吸烟者占发病人数的 60%～95%，以及戒烟能使血栓闭塞性脉管炎患者病情得到缓解，再度吸烟又可使病情恶化。主要应用的健康教育方法是（      ）

　A. 专题讲座法        B. 讨论法

　C. 演示法            D. 案例教学法

　E. 任务驱动法

（熊　琼）

## 第1节 角　　色

每个人在成长发展过程中会扮演着多种角色，为了更好地承担并适应多种角色，护士必须了解有关角色理论，并能运用角色理论指导护理工作。

## 一、角　色　概　念

角色（role）一词源于戏剧舞台演出中的术语，指剧中某一类型的人物，后被广泛应用于分析个体心理、行为与社会规范之间的相互关系。其含义为处于一定社会地位的个体或群体，在实现与这种地位相联系的权利与义务中，所表现出来的符合社会期望的态度与行为规范。简而言之，角色是一个人在某种特定的场合下的义务、权利和行为规范。

## 二、角　色　特　征

### （一）角色具有多重性

任何一个人在社会中都要同时承担多种社会角色。当多种角色集于某一个体时，又称角色集或复式角色。例如，一位男性，在家庭中可以同时是儿子、丈夫、父亲的角色；在工作岗位上可以是医生、警察或教师等；在社会上还可以是顾客、游客等。每个社会成员在其多种角色中，最主要承担的是与职业和家庭相关的角色。

### （二）角色间相互依存

任何角色在社会活动中都不是孤立存在的，需要与其他角色相互依存。即一个人要完成某一角色，必须有一个或多个与之互补的角色存在。这些互补的角色，统称为角色丛。例如护士的角色，需要在与医生、患者等角色发生互动的过程中进行体现。

### （三）角色行为由个体实现

角色行为一般是通过个体来实现的。社会对每一个角色均有"角色期待"，即角色行为应符合角色身份，社会对相应社会角色所期望应有的态度、行为规范等。例如护士角色，其一言一行都要符合社会所期望的"白衣天使"的行为准则。每一个社会角色都应该自觉认知自身的角色行为规范，并努力使自身行为规范符合社会期待。

## 三、角　色　转　换

角色转换（role transition）是指每个人的角色不是一成不变的，随着个体的发展，不断会有新的角色出现或旧的角色消失。每个人的成长发展过程中，不同时期，不同场景，可同时承担多种角色，每个角色又担负着不同的责任。在这个角色转换的过程中，个体必须了解社会对角色的期望，通过自我的不断学习和实践，使自己的态度、行为等符合社会对新角色的期待，最终有效地完成对新角色的转换。

# 第 2 节　护 士 角 色

李某，女，72 岁，因多饮、多尿伴消瘦 3 个月入院，诊断为糖尿病。

**问题**：从患者入院到出院的过程中，会体现护士哪些角色特征？

## 一、护士角色的概念

护士角色是指护士应具有与护士职业相适应并符合社会所期望的社会行为模式。这种行为模式随着社会的发展而变化。

## 二、护士角色的特征

### （一）照顾者

当患者因为疾病的原因不能满足基本需要时，护士需要提供各种护理照顾，满足患者生理、心理、社会、精神等方面的需要，这是护士的首要职责，也是最基本最重要的角色特征。

### （二）协调者

为了保证护理对象在诊断、治疗、康复、护理等方面获得最佳的整体性医护照顾，护士需要协调护理过程中与各种相关人员之间的关系。

### （三）教育者

当护理对象存在知识缺乏时，作为专业人员，护士需要给护理对象进行健康教育，指导保健、疾病预防、康复知识和自我护理的基本技能等，以改变以往不良的健康态度和行为。

### （四）管理者

护士在日常护理工作中需要对护理工作内容进行合理的组织、协调与控制，要制订护理计划、组织诊疗和实施护理措施，以提高护理工作质量和效率。

### （五）保护者

护士是患者利益的保护者，有责任维护患者的权益不受到侵犯或损害。护士有责任帮助患者获取相关信息，保护患者基本权益。

### （六）咨询者

患者在遇到问题时，护士需要对其进行解答，提供相关信息，做好健康指导，消除患者对疾病及健康问题的疑惑，以最佳的方式解决患者相关知识缺乏的问题。

### （七）计划者

护士应用扎实的专业知识和敏锐的观察力与判断力，为服务对象制订出符合需要及特征的整体护理计划。

## （八）研究者

护士要有科研意识，善于在护理工作中发现问题。在做好护理工作的同时，积极开展护理科学研究，将研究成果推广应用，以改进护理工作，提高护理质量，推动护理事业不断发展。

# 三、护士的基本素质

## （一）概念

**1. 素质**　是指一个人在先天的基础上，通过后天环境和教育的影响形成的较为稳定的基本品质，包括狭义和广义两种。狭义的素质是指人先天的解剖生理特点，主要是感觉器官和神经系统方面的特点。广义的素质是指在先天生理的基础上通过后天环境影响和教育培训所获得的相对稳定的身心特征及基本品质结构，通常又称素养，主要包括道德素质、智力素质、身体素质、审美素质、劳动技能素质等。

**2. 护士素质**　是指在一般素质基础上，结合护理专业的特征，对护士提出的特殊的素质要求。它不仅体现在仪表、言谈举止上，更体现在护士的思想道德品质、业务能力、工作态度等方面。

## （二）护士应具备的基本素质

**1. 思想道德素质**

（1）政治思想素质　热爱祖国、热爱人民、热爱护理事业，有积极向上的人生观、价值观。以热忱的态度拥护党的正确领导，坚持四项基本原则。有正气，有担当，有理想，全身心投入到护理工作中，为护理学科发展、国家和人民的需要献出一份力量。

（2）职业道德素质　应该具有崇高的道德品质和慎独的修养，具有高度的社会责任感和同情心，能设身处地为患者着想，尊重患者，关爱患者。正确认识护理工作的价值和意义，不拜金、不唯利是图，对待患者一视同仁。具有奉献精神，发扬护士吃苦耐劳的优良传统。现代护士还应做到自尊、自爱、自强，勤奋学习、刻苦钻研，不断提升和完善自己。

 链接　慎独

慎独语出《中庸》："莫见乎隐，莫显乎微，故君子慎其独也。"所谓慎独，是指一个人独处无人监督时，也能严格要求自己，规范自己的言行，自觉遵守道德准则及相应的规章制度。慎独是护士必备的一种美德，护理工作常常是在护士长、患者及家属不知情的情况下完成的，会缺乏外界监督，此时最体现一个人的素质和道德品质。护士要不断加强自身综合素质的提升，培养慎独的精神，自觉忠诚维护患者利益。

**2. 科学文化素质**

（1）基础文化知识　护理工作者应具备自然科学和人文科学知识，同时要具备一定的英语能力，以便更好地适应护理学科的发展，更快地接受新理论、新技术。

（2）人文及社会科学知识　护理工作的对象是人，护士必须学会尊重人、理解人，进而才会真诚地关心人，体谅人。学习心理学、伦理学、哲学、美学、人际沟通等社会科学知识，对培养护士观察力、鉴别力、思维和表达能力尤为重要。

**3. 专业素质**

（1）专业知识和实践技能　护士的专业知识和实践技能是决定一位护士是否能胜任护理工作的基本条件。护士运用专业的知识和过硬的实践技能，能为患者提供安全的护理服务。

（2）敏锐的洞察力　病情的观察是护士非常重要的工作内容，护士必须具备敏锐的洞察力，才能在第一时间发现患者的身心变化，及时做出预测和判断。

（3）分析解决问题的能力　护理工作中，护士会面对各种护理问题，这就需要护士依据自己的专业知识，对遇到的问题进行具体分析，做出正确的决策，采取措施予以解决。

（4）沟通协调的能力　护士掌握一定的沟通交流技巧，能与患者进行有效的沟通，并能将患者的病情进展及治疗情况与有关人员沟通。同时整个病房的日常管理工作和各种的人际关系也需要护士进行协调，营造一个有条不紊、团结和谐的就医环境。

（5）评判性思维的能力　在临床护理工作中，护士具备一定的评判性思维能力，可以做出更有效的护理决策，为患者提供更优质的护理服务。

（6）创新科研的能力　护士需要不断探索、持续学习，时刻关注学科的新理论、新技术、新动态，完善自己的知识和技能，在护理领域敢于开拓创新，促进护理学科发展。

**4. 身心素质**

（1）身体素质　护士应具备健康的身体，充沛的精力，面对紧张烦冗的护理工作能有条不紊地及时完成。护士平时要注意劳逸结合，加强营养和锻炼身体。

（2）心理素质　护士应具有良好的心境、稳定的情绪，宽容豁达，意志力坚定。面对负性因素的刺激，要善于调节自己的情绪，坚守自己的职责。

# 四、护士的权利与义务

## （一）护士的权利

**1. 依法享有物质报酬的权利**　护士执业，按照国家有关规定护士有获取工资报酬、享受应有的福利待遇、参加社会保险的权利。任何单位和个人不得克扣护士工资，降低或取消护士福利待遇。

**2. 依法享有安全执业的权利**　护士执业，有获得与其从事的护理工作相适应的卫生防护、医疗保健服务的权利。从事直接接触有害物质、有感染传染病危险工作的护士，有依照有关法律、行政法规的规定接受职业健康监护的权利；患职业病的，有依照有关法律、行政法规的规定获得赔偿的权利。

**3. 依法享有晋升、学习培训的权利**　护士有按照国家有关规定获得与本人业务能力和学术水平相应的专业技术职务、职称的权利；护士有参加专业培训、从事学术研究和交流、参加行业协会和专业学术团体的权利。

**4. 依法享有履行护理职责相关的权利**　护士有获得疾病诊疗、护理相关信息的权利和其他与履行护理职责相关的权利，可以对医疗卫生机构和卫生主管部门的工作提出意见和建议。

## （二）护士的义务

**1. 遵守相应规章制度的义务**　护士执业，应当遵守法律、法规、规章和诊疗技术规范的规定，这是护士执业的根本准则，即合法性原则。

**2. 紧急救治的义务**　护士在执业活动中，发现患者病情危急，应当立即通知医师。在紧急情况下，为抢救垂危患者生命，应当先行实施必要的紧急救护。

**3. 正确查对、执行医嘱的义务**　护士发现医嘱违反法律、法规、规章或者诊疗技术规范规定的，应当及时向开具医嘱的医师提出。必要时，应当向该医师所在科室的负责人或者医疗卫生机构负责医疗服务管理的人员报告。

**4. 保护患者隐私的义务**　护士应当尊重、关心、爱护患者，保护患者的隐私。

**5. 积极参加公共卫生应急事件救护的义务**　护士有义务参与公共卫生和疾病预防控制工作。发生自然灾害、公共卫生事件等严重威胁公众生命健康的突发事件，护士应当服从县级以上人民政府卫生主管部门或者所在医疗卫生机构的安排，参加医疗救护。

# 第3节 患者角色

 **案例3-2**

黄某，女，52岁。因患子宫肌瘤入院治疗，住院期间，突然得知儿子受伤住院，该患者坚持要出院照顾受伤的儿子。

问题：1. 目前该患者出现了什么问题？

2. 这种情况属于哪一种角色适应不良？

## 一、患者角色的特征

### （一）免除或部分免除原有的社会角色职责

当一个人患病后，患者角色将成为主导地位，其原来承担的社会角色退至次要地位，甚至完全取代原有角色。原有的社会角色所应承担的义务和责任，即可部分免除或完全免除。

### （二）对患病没有责任，有权获得帮助

患病是个体无法控制且不以人的意志为转移的，没有人希望自己得病，当人处于疾病中时，不要责怪患者，更多的是给予帮助照顾，让他们尽快恢复健康。

### （三）有主动恢复健康的义务

疾病会让人不适、痛苦、紧张，大多数人都会积极就医，期望尽快恢复健康，早日承担应尽的社会责任。然而也有人寻求患者角色带来的利益，出现角色依赖，但是患者有恢复健康的义务和责任，并为之做出各种努力。

### （四）有配合医护人员积极治疗的义务

在疾病治疗的过程中，患者必须与医护工作者密切合作，遵照医护要求，积极配合治疗，比如按时服药、休息、治疗、合理饮食、适当锻炼等。积极配合治疗，早日恢复健康。传染病患者有义务接受治疗和隔离，避免疾病传播。

## 二、患者角色适应中的问题

当患者从原来社会角色转变为患者角色或随着疾病恢复从患者角色转回原有的社会角色时，不能正常地行使权利和义务，就会出现角色适应不良。主要有以下五种问题。

### （一）角色行为缺如

角色行为缺如是指患者没有进入到患者角色，否认自己是患者。这是一种心理防御的表现。常发生在健康角色转为患者角色时，尤其是病情突然加重或恶化时。

### （二）角色行为冲突

角色行为冲突是指患者角色与其承担的其他社会角色发生冲突。表现为患病后无法从正常社会角色中脱离出来，出现愤怒、焦虑、烦躁、茫然或悲伤等情绪反应。把疾病看作是一种挫折的表现。一般A型性格的人和平时在工作和生活中性格强势的人容易出现这种角色适应不良。

### （三）角色行为强化

角色行为强化是指患者安于患者角色，本应由于疾病恢复从患者角色转化为常态社会角色，但却产生退缩、依赖的心理，对自我能力表示怀疑，害怕承担原有社会角色应承担的责任。

### （四）角色行为异常

角色行为异常是指久病、重病、不治之症等患者，长期受疾病的折磨，出现异常的心理行为。表现为悲观、失望、抑郁、厌世，甚至自杀、他杀或攻击行为等。

### （五）角色行为消退

角色行为消退是指患者已经适应了患者角色，但由于某种原因，使其又重新承担本应免除的社会角色的责任从而放弃患者角色。通常见于重要生活事件发生时。

## 三、影响患者角色适应的因素

### （一）疾病因素

疾病的性质、症状和严重程度将会影响患者的角色适应。比如明显的外伤，患者会迅速就医，很快进入患者角色，而一些不明显的症状体征，如贫血、消化不良，患者容易忽视而不易进入患者角色。

### （二）患者因素

患者的年龄、性别、性格、文化程度、生活习惯、事业、家庭经济状况等，都会影响患者的角色适应。老年患者容易出现角色行为强化，希望得到他人的关注，女性患者容易出现角色行为消退，性格要强的患者容易出现患者角色行为冲突。

### （三）社会因素

医院规章制度，如医院的探视制度、陪伴制度等，既是患者得到良好医护治疗的保证，又是对其行为和生活方式的约束。亲朋好友、同事、医务人员与患者的人际关系也会影响患者角色适应。有些疾病如艾滋病、性病等传染病，易引起他人的害怕或嫌弃，患者常常不愿承认患有这些疾病，难以进入患者角色。

## 四、患者的权利与义务

### （一）患者的权利

**1. 免除或部分免除社会责任与义务的权利**　患者具有免除职业、家庭角色所必须承担的职责和义务的权利。

**2. 享受平等医疗待遇的权利**　人人都享有平等接受医疗护理的权利，不分职务、地位、年龄、性别、经济状况。医护人员不得以任何借口拒绝或推诿患者就医或怠慢患者。

**3. 知情同意的权利**　患者有权了解有关自己疾病的所有信息，包括疾病的诊断、检查、治疗、护理、预后等，并且患者有权在知情的基础上，对治疗、护理等服务做出接受或拒绝的决定。在医疗护理过程中必须与患者签订知情同意书。

**4. 隐私保密的权利**　患者有权要求护士对其治疗、护理过程中涉及的个人隐私和生理缺陷的问题进行保密。医护人员不得公开或谈论涉及患者隐私的事情。

**5. 选择医疗服务的权利**　患者有权根据医疗条件及自己的经济状况来选择就医的医院和医疗护

理方案。

**6. 监督医疗服务的权利** 患者有权对医院实施的医疗、护理工作进行监督。如果正常治疗护理得不到满足，或由于医务人员的过失而使患者受到不必要的损害，患者有权要求赔偿或提出诉讼，追究有关人员的责任。

### （二）患者的义务

**1. 自我保健和恢复健康的义务** 作为患者，有责任改变自己不良的生活习惯，充分发挥自己在预防疾病和增进健康中的主导作用，主动维持自身健康。

**2. 有积极配合医疗和护理活动的义务** 患病后，患者有义务积极配合医疗和护理活动，如高血压患者应根据病情合理饮食、按时监测血压、定时服药、适量锻炼等。

**3. 遵守医疗机构规章制度和提出改进意见的义务** 遵守医院规章制度，给医院及医护人员提出合理化的建议。

**4. 按时缴纳医疗费用的义务** 按时缴纳医疗费用是维护医院正常医疗秩序的重要保障。

**5. 尊重医务人员的义务** 医务人员如果在工作中有失误，患者及家属可通过正当途径提出上诉，但绝不允许有侵犯医务人员人身安全的行为。

**6. 支持医学科学研究的义务** 患者有义务用自己的实际行动支持医疗护理工作的发展，如新药、新技术的使用，死后捐献遗体或部分器官组织等。

# 第4节 护患关系

**案例3-3**

张某，男，72岁，大学教授，已退休。因糖尿病住院治疗，目前意识清楚，精神可，血糖已得到基本控制。

问题：1. 怎样与患者建立良好的护患关系？

2. 针对该患者应采取哪种护患关系模式？

## 一、护患关系的概述

### （一）护患关系的概念

护患关系（nurse-patient relationship）是指在医疗护理实践过程中，护士与患者之间建立的一种工作性、专业性、帮助性的人际关系。护患关系是护士面临的人际关系中最重要的人际关系。护士应该重视并处理好这种关系，这也是提高护理质量的关键。

### （二）护患关系的性质与特点

护患关系的实质是帮助与被帮助的关系，是医疗服务领域里的一项重要人际关系。与其他人际关系相比较，护患关系具有以下五个特点。

**1. 帮助与被帮助的人际关系** 在医疗护理服务过程中，护士与患者通过提供帮助和寻求帮助形成特殊的人际关系。帮助系统包括医生、护士、辅诊人员以及医院的行政管理人员，被帮助系统包括患者、患者家属、亲友和同事等。帮助系统的作用是为患者提供服务，履行帮助职责，而被帮助系统则是寻求帮助，希望满足需求。在帮助与被帮助两个系统中，护士与患者的关系不仅仅代表护士与患者个人的关系，也体现了医疗辅助帮助系统和患者被帮助系统之间的关系。因此，两个系统中任何一个个体的态度、情绪、责任心都会影响医疗护理工作的质量和护患关系。

**2. 专业性的人际关系**  是指在护理实践中，以专业活动为主线，以解决患者的健康问题为中心，以满足患者需要为主要目的的一种专业性的人际关系。护士对患者的帮助一般发生在患者无法满足自己的基本需要的时候，其中心是帮助患者解决困难，通过执行护理程序，使患者能够克服病痛，生活得更舒适。

**3. 治疗性的人际关系**  是指在护理实践中，护士通过有目的、有计划、有评价等的护理活动帮助患者解决健康问题，达到满足患者需要的目的，从而建立的治疗性的人际关系。良好的护患关系能有效地消除或减轻患者因疾病而产生的不良情绪，如焦虑、恐惧、郁闷、愤怒等；建立良好的护患关系有利于患者减轻疾病所带来的心理压力。

**4. 护士是护患关系后果的主要责任者**  作为护理服务的提供者，护士在护患关系中处于主导地位，其言行在很大程度上决定着护患关系的发展趋势。因此，一般情况下，护士是促进护患关系向积极方向发展的推动者，也是护患关系发生障碍的主要责任承担者。

**5. 多元化的互动关系**  护患关系之间的建立和完成及终结护理活动过程中，始终涉及家属、医生、同事、朋友等多重人际关系的影响，他们从不同角度、以多方位的互动方式影响着护患关系，从而影响护理效果。

## 二、护患关系的基本模式

### （一）主动-被动型

这是一种传统的护患关系模式。护士处于主导地位，护士对患者单向发生作用，不需要获得患者同意，患者处于完全被动和接受的从属地位。其特征是"护士为患者做什么"。此种模式主要适用于难以表达自己主观意愿的患者，如危重、休克、全麻未清醒、婴幼儿、智力低下及精神障碍等患者。此类患者部分或完全丧失正常思维能力，无法参与或表达自己的意见，需要护士积极发挥主动作用。

### （二）指导-合作型

这种护患关系模式，护患双方都有主动权，护士决定护理方案、措施，指导患者促进康复。患者则尊重护士的决定并予以配合，向护士提供与自己疾病相关的信息，同时还可以对护士提出的护理方案、措施提出自己的建议和意见。其特征是"护士教患者做什么"。此种模式主要适用于病情较重、较急但神志清楚的患者。此时患者希望得到护士的指导，能发挥自己的主观能动性，以便更好地积极配合治疗和护理，从而提高护理效果。

### （三）共同参与型

这是一种以健康为中心的护患关系模式。护患双方具有基本同等的主动性和权利，共同参与护理措施的决策和实施。在这一模式中，患者不是被动接受护理，而是积极主动地配合并亲自参与护理活动，在力所能及的范围内自己独立完成某些护理措施，体现护患之间平等合作的双向作用。其特征是"护士和患者一起做什么"。此种模式主要适用于慢性病患者、康复期患者、受过良好教育的患者。他们对自身健康状况比较了解，把自己看成战胜疾病的主体，有强烈的参与意识。

## 三、护患关系的建立过程

护患关系是以患者康复为目的的特殊人际关系，良好的护患关系从建立到终止，是一个动态发展的过程，一般分为三个阶段。

### （一）观察熟悉期

观察熟悉期是指护患双方从开始接触到熟悉，并初步建立信任关系的阶段。此阶段的主要任务是与患者之间建立信任关系。信任关系是建立良好护患关系的基础，也是护理活动能得到有效开展的基础。护患双方在此阶段通过自我介绍，从陌生到认识，从认识到熟悉。护士与患者的交往中，护士的仪表、言行和态度以及工作中展现的爱心、责任心、同情心等都有助于取得患者的信任。此阶段护士需要向患者介绍病区环境、医院规章制度及主管医生、护士、病室病友等，同时也需要收集患者的相关资料，找出护理问题，制订护理计划。

### （二）合作信任期

合作信任期是指护士与患者在相互信任的基础上开始护患合作的阶段。此阶段的主要任务是采取具体的措施解决患者的各种健康问题，满足患者的需要。护士的专业知识和技能、良好的工作态度是合作信任期建立的基础，护士需要与患者协商并使其参与护理计划的制订和护理活动的实施，最终通过共同努力解决健康问题，达到目标。

### （三）结束关系期

护患之间通过密切合作，达到预期目标，患者康复出院，护患关系即进入结束期。此阶段护士需要患者对护理工作进行反馈评价，包括患者对目前的健康状况接受程度、对护理服务的满意程度等，并为患者制订出院计划、康复计划，对其进行健康教育等，以保证护理的连续性，预防患者出院后由于知识缺乏而出现一些并发症或疾病复发。

## 四、护患关系的影响因素

### （一）护士因素

**1. 服务态度** 护士的服务态度是影响护患关系的重要因素。态度和蔼、面带微笑、用语礼貌、仪表端庄、行为举止规范，尊重、关心患者，均有利于良好护患关系的建立。

**2. 沟通能力** 护士良好的语言沟通能力是建立良好护患关系的基础，善于利用沟通技巧与患者进行有效沟通，可以更好地开展护理活动，取得患者信任。

**3. 专业技能** 具备丰富的专业理论知识和扎实的实践操作能力是一名优秀护士必备的条件。护士业务能力欠缺，不能满足患者基本的护理治疗需要，容易造成患者的不信任感，甚至引起患者的投诉纠纷，导致护患关系紧张。

### （二）患者因素

随着社会的日益发展和进步，人们的生活水平也逐步提高，患者对医疗护理的服务也就有了更高的要求。随着全社会知识水平的不断提高，人们的自我保护意识和法律意识也在不断增强，当这种高要求的出现与现实、期望不相符合时，患者就容易产生不满足感甚至出现过激的语言和行为，从而使护患关系更为紧张。

### （三）社会因素

医疗机构存在的问题及医疗纠纷被一些媒体片面报道，造成对医院的不利影响及对医护人员的不实认识，甚至引起社会舆论，从而导致医护人员不必要的紧张和压力，不利于良好护患关系的建立。还有部分患者过分关注自身健康，依赖性增强，常质疑医疗费用、治疗效果及医护人员的专业性，提出不切实际的过分要求，甚至出现过度维权的现象，这些都会影响护患关系的建立。

## 五、促进护患关系的方法

### （一）以诚相待，建立信任

在护理过程中，护士应以真诚的态度对待患者，了解患者的情况，站在患者的角度考虑问题，做到"想患者之所想，急患者之所急"，使患者能感受到来自护士的温暖和支持，护患之间建立良好的信任，患者也能积极地配合医疗护理工作。

### （二）尊重患者，调动积极性

护士应充分尊重患者的权利和人格，平等对待每一位患者，不分高低贵贱，对患者一视同仁，让患者感受到被接纳、被尊重，促进护患关系的良好建立。此外，护士还应多鼓励患者参与治疗护理的全过程，充分调动患者的积极性，这种护患的合作，既有利于建立良好的护患关系，也有利于提高护理质量，促进患者康复。

### （三）充实自我，提高护理质量

护士的素质、专业知识和技能水平是良好护患关系建立的基本条件。医学护理知识是不断更新，与时俱进的，护士需要继续学习，及时了解并掌握最新的知识和技能，充实自我，提高自身的综合素质，才能为患者提供更高质量的护理服务。

### （四）保持健康，调节情绪

在护理过程中，护士本身就是一个榜样角色，其健康的生活方式和习惯对患者会产生直接影响。护士如果是健康，充满活力，积极向上的形象，这会给患者一种心理暗示，患者会效仿并听从他们的建议，保持健康的生活方式。同时，护士在护理工作过程中，要保持良好的心态，自觉控制和调整自己的情绪，避免把不良的情绪带到工作中来。

### （五）重视沟通，有效交流

有效的沟通是护理工作顺利进行的基础，也是建立良好护患关系的前提。因此护士要重视沟通技巧，知道其重要性，学习并掌握人际沟通技巧，最终实现与患者的有效沟通，避免因缺乏沟通技巧而使护患之间产生误解和矛盾。

---

➕ **医者仁心**

**南丁格尔奖章获得者叶欣**

叶欣，第 39 届南丁格尔奖章获得者，中共党员，生前系广东省中医院二沙岛分院急诊科护士长。叶欣是医院最年轻的护士长，每当急诊科有传染性疾病患者前来就诊时，叶欣总是冲到第一线，护理患者也格外耐心、细致。2003 年，当严重急性呼吸综合征（SARS）肆虐的时候，叶欣所在医院担负了接诊 SARS 患者的任务。面对具有强烈传染性的 SARS 患者，作为急诊科护士长，她周密筹划、冷静部署，始终坚持亲临现场，战斗在第一线，尽量包揽对危重患者的抢救、护理工作。3 月 4 日下午，叶欣出现发热症状，当天便被确诊 SARS，3 月 25 日凌晨，叶欣永远离开了她所热爱的岗位、战友和亲人，终年 47 岁。叶欣逝世后被追认为南丁格尔奖章获得者、革命烈士、感动中国"双百"人物。

# 自 测 题

## A1 型题

1. 护士最基本最重要的角色特征是（    ）

   A. 教育者          B. 协调者

   C. 管理者          D. 照顾者

   E. 咨询者

2. 患者的权利不包括（    ）

   A. 免除或部分免除社会责任与义务的权利

   B. 享受平等医疗、护理、保健的权利

   C. 知情同意的权利

   D. 隐私保密的权利

   E. 只能到指定医院就诊的权利

3. 护士应具备的素质是（    ）

   A. 思想道德素质     B. 科学文化素质

   C. 专业素质         D. 身心素质

   E. 以上都是

## A2 型题

4. 护士小李与一位高血压患者及其家属共同讨论并指导患者出院后的饮食、休息活动、服药等一系列需要注意的问题，此时护士小李最主要的角色特征是（    ）

   A. 计划者          B. 管理者

   C. 教育者          D. 照顾者

   E. 保护者

5. 黄某，男，72 岁，因患胆结石入院，术后恢复良好，但患者不愿意出院，仍希望继续在医院得到子女的照顾，该患者角色适应问题是（    ）

   A. 角色行为异常     B. 角色行为冲突

   C. 角色行为缺如     D. 角色行为强化

   E. 角色行为消退

（张　烃）

# 第 **4** 章
# 护理学支持理论

理论是对特定领域内的现象和活动的本质性、规律性的描述。护理理论是指对护理现象系统的、整体的看法，以描述、解释、预测和控制护理现象。20 世纪 40 年代，社会科学中许多有影响的理论和学说相继被提出和确立，为护理学的进一步发展奠定了理论基础，这些对护理学发展产生重大影响的基本理论包括：一般系统理论、需要层次理论、压力与适应理论、成长与发展理论、沟通理论等。

## 第 1 节　一般系统理论

系统一词，来源于古希腊语，是由部分构成整体的意思。系统作为一种思想体系，早在古代就已有萌芽，但作为一种观点、一种理论，则由美籍奥地利裔生物学家贝塔朗菲提出。在贝塔朗菲的倡导下，20 世纪 60 年代以后，系统理论得到广泛发展，其理论与方法已渗透到自然和社会许多领域。依据系统论的观点，护理的服务对象——人，是一个系统。人由生理、心理、社会文化等部分组成，同时又是自然、社会环境中的一部分。系统论为护理学提供了将人、环境和健康联系为一体的理论基础。

### 一、系统的概念

系统是由若干相互联系、相互作用的要素所组成的具有一定结构和功能的有机整体。这个定义有两层意义：一是指系统是由一些要素所组成的，这些要素之间相互联系、相互作用；二是指每个要素均有自己独特的结构和功能，但这些要素集合起来构成一个整体后，它又具有各单独要素所不具备的整体功能。比如大到我们生活的宇宙，小到细胞都是系统。

### 二、系统的分类

自然界与人类社会存在着千差万别的各种系统，人们可以从不同角度进行分类。常用的分类方法有以下几种：

#### （一）按人类对系统是否施加影响分类

按人类对系统是否施加影响分类，系统可分为自然系统和人造系统。自然系统是自然形成、客观存在的系统，不具有人为的目的性和组织性，如生态系统、人体系统等。人造系统是为达到某种特定目的而人为创建起来的系统，如护理质量管理系统、计算机软件系统等。现实生活中，大多数系统是自然系统和人造系统相结合的产物，称为复合系统，如医疗系统。

#### （二）按系统与环境的关系分类

按系统与环境的关系分类，系统可分为闭合系统和开放系统。闭合系统是指不与周围环境进行物质、能量和信息交换的系统。绝对的闭合系统是不存在的，只有相对的、暂时的闭合系统。开放系统是指与周围环境不断进行物质、能量和信息交流的系统，如人体系统、医院系统。开放系统和环境的交流是通过输入、转换、输出和反馈的动态过程来实现的（图 4-1）。开放系统通过输入、输出和反馈与环境保持协调与平衡，并维持自身的稳定。

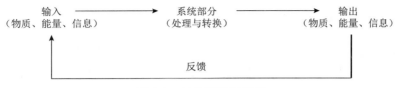

图 4-1 开放系统示意图

### （三）按系统的运动状态分类

按系统的运动状态分类，系统可分为动态系统和静态系统。动态系统是指系统的状态会随着时间的变化而变化，如生态系统、生物系统。静态系统是指系统的状态不随时间的变化而改变，具有相对稳定性的系统，如一个建筑群。静态系统只是具有相对稳定性，绝对静止不变的系统是不存在的。

## 三、系统的基本属性

### （一）整体性

整体性指系统的整体功能大于各要素功能的总和。系统由每一个具有独特结构和功能的要素构成，但系统的功能不是各要素的简单相加。只有在一定条件下，各要素以一定方式有机结合起来，构成一个整体时才具有了孤立要素所不具有的整体功能，任何一个要素的功能都不能完全体现系统的整体功能，但要增强系统的整体功能，就要提高每个要素的能量，充分发挥每个要素的作用。因此，系统整体的功能大于并且不同于各组成部分之和，系统中各部分协调作用完成其整体功能。

### （二）相关性

相关性指系统各要素之间是相互联系、相互制约的，其中系统的任何一个要素的性质或功能发生变化，都会引起其他要素甚至系统整体性质或功能的变化。

### （三）层次性

系统是一个具有复杂层次的有机体，系统的组成要素称为该系统的子系统，系统本身又是更大系统的子系统。对于某一个系统来说，它既由某些要素组成，同时，它自身又是组成更大系统的一个要素。如将人视为一个系统，人的器官、细胞就是人的子系统，而人又是更大系统——家庭的一个子系统。系统的层次之间存在着支配和服从的关系，高层次往往是主导力量，低层次往往是基础结构。

### （四）动态性

系统是随着时间的变化而变化的，系统的运动、发展和变化过程是动态性的具体反映。系统为了生存与发展，通过内部各要素的相互作用，需不断调整自己的内部结构，并不断与环境进行互动。

### （五）目的性

每一个系统都有明确的目的，不同的系统是由不同的目的和功能组成的整体。系统结构不是盲目建立的，而是根据系统的目的和功能需要来设立各子系统，建立各个子系统之间的关系。

一般系统理论示意图见图 4-2。

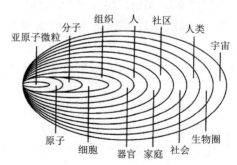

图 4-2 一般系统理论示意图

## 四、一般系统理论在护理中的应用

### （一）形成了人是开放系统的理念

护理的工作对象是人，人是一个整体，是一个自然、开放、动态的系统，同时是具有主观能动性的系统。在护理工作中，应将人看成一个整体的开放系统，既考虑通过调整人体系统内部，使其适应周围环境，又要改变周围环境，使其适应系统发展需要，促使机体功能更好地运转。

### （二）构成了护理程序的理论框架

护理程序是临床护理工作中的基本工作方法，是由护理评估、护理诊断、护理计划、护理实施、护理评价五个要素组成的开放系统。在这个系统中，护士通过护理评估，输入护理对象原来的健康状况，通过评估、诊断、计划、实施的转换过程，输出经护理后护理对象的健康状况，通过评价护理效果，收集护理对象基本资料，决定护理活动终止或继续进行。因此，系统理论构成了护理程序的理论框架。

### （三）促进了整体护理体系的形成

用系统的观点看，人是由生理、心理、社会、精神、文化组成的统一体。人的生理、心理、社会等方面相互依存、相互作用，人生命活动的基本目标是维持人体内外环境的协调与平衡。当机体的某一器官或组织发生病变时，仅给予疾病的护理是不够的，还应提供包含生理、心理、社会等要素的整体性照顾，即整体护理。从某一次系统的问题想到可能导致的其他次系统的问题，从生理疾患想到可能引起的心理问题，从护理对象的情绪、心理障碍考虑到潜在的躯体症状。由此可见，系统论促进了整体护理体系的形成。

### （四）为护理管理者提供理论支持

护理系统是一个动态的、开放的系统，包括临床护理、护理教育、护理科研等一系列相互关联、相互作用的子系统，它们之间的功能相互影响。护理要发展，护理管理者必须运用系统方法使其内部各要素之间相互协调；同时护理系统是社会的组成部分，与外界环境相互作用、相互制约，所以护理系统还需与其他系统协调与平衡，以促进护理学科不断地发展。

# 第 2 节　需要层次理论

 **案例 4-1**

王某，女，22 岁，未婚，舞蹈演员，因交通事故伤急诊入院，行左下肢截肢清创术。术后血压 75/60mmHg，脉搏 120 次/分，清醒后，得知伤情，情绪反应强烈，拒绝任何治疗。

问题：1. 该患者有哪些需要？

　　　2. 优势需要是什么？

　　　3. 你如何帮助她满足需要？

护理的对象是人，人具有维持生存和健康最基本的需求，如果这些需求未获得满足，将会出现机体失衡而导致疾病，因此学习人类基本需要层次理论，可以帮助护理人员充分认识基本需要的特征和作用，预测并满足护理服务对象的需要，维持和促进服务对象的健康。许多心理学家、哲学家对人的需要进行了研究，提出了不同的需要理论。护理的过程应是满足人的健康需要的过程。

## 一、需要的概念

需要又称需求，是人脑对生理与社会要求的客观反映，是指生物体处于缺乏或不足状态时，想去满足或补充那些不足或缺乏的倾向。因此，需要是维持生命不可或缺的基本条件。当人们的生理、心理和社会的需要出现缺乏状态时，如果机体的自动平衡倾向能让缺乏得到满足，就不产生需要，如果缺乏得不到满足，则产生需要。只有当缺乏得到满足，人体才能达到健康的平衡状态。反之，个体则可能陷入紧张、焦虑、愤怒等负性情绪中，导致人体失去平衡而产生疾病。

## 二、需要层次理论的内容

在众多的人类基本需要理论中，美国心理学家马斯洛所提出的需要层次理论最为著名，并在许多领域得到广泛应用。他将人的基本需要按其重要性和发生的先后顺序排成五个层次，并形象地用"金字塔"形状来进行描述（图4-3）。

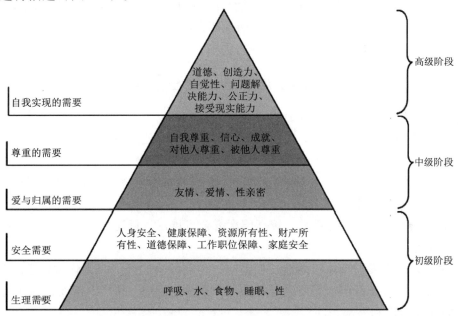

图 4-3　马斯洛需要层次理论示意图

### （一）生理需要

生理需要指人类最基本的需要，包括呼吸、食物、睡眠等。生理需要是人类与生俱来的最基本的维持人的生命与生存的需要，在一切需要未得到满足之前，生理需要应首先考虑。但当生理需要满足时，它就不再成为个体行为的动力，个体就会产生更高层次的需要。反之，一个人被生理需要控制时，其他需要会被推到次要地位。生理需要又称最低层次的需要。

### （二）安全需要

安全需要指安全感、避免危险、生活稳定、有保障。包括生理安全和心理安全两部分。生理安全是个体需要处于生理上的安全状态，需要受到保护，避免身体上的伤害；心理安全是指个体需要有一种心理上的安全感，希望得到别人的信任，并避免恐惧、焦虑和忧愁等不良情绪。安全需要普遍存在于各个年龄期，尤以婴儿期更易察觉。

## （三）爱与归属的需要

爱与归属的需要指个体需要去爱别人，去接纳别人，同时也需要被别人爱，被集体接纳，从而建立良好的人际关系，产生所属团体的归属感。这表明人渴望亲密的感情，若这一需要得不到满足，人便会感到孤独、空虚。

## （四）尊重的需要

自尊的需要是指个体对自己的尊严和价值的追求。自尊有双重含义，一是拥有自尊心，有自我依赖，接纳自己，视自己是一个有价值的人；二是被他人尊敬，得到他人的认同和重视。自尊的需要得到满足，使人产生自信，感到有价值、有能力。自尊的需要得不到满足，人便会产生自卑、软弱、无能等感觉。

## （五）自我实现的需要

自我实现的需要指一个人有充分发挥自己才能与潜力的要求，是力求实现自己理想和抱负的需要，并借此得到满足感。它是最高层次的需要，上面所述四种需要的满足都是为了这个最高的需要形式。是在所有低层次的需要得到基本满足后才出现并变得强烈，其需求的程度和满足方式有很大的个体差异。

## 三、需要层次理论的基本观点

1. 人的需要从低到高有一定层次性，但不是绝对固定的。

2. 需要的满足过程是逐级上升的。当低层次需要满足后，就向高层次发展。这五个层次需要不可能完全满足，层次越高，满足的百分比越小。

3. 人的行为是由优势需要决定的。同一时期内，个体可能存在多种需要，但只有一种占支配地位，而且优势需要是在不断变动的。

4. 各层次需要相互依赖，彼此重叠。较高层次需要发展后，低层次的需要依然存在。只是对人行为影响的比重降低而已。

5. 不同层次需要的发展与个体年龄增长相适应，也与社会的经济与文化教育程度有关。

6. 高层次需要的满足比低层次需要满足的愿望更强烈，同时，高层次需要的满足比低层次需要的满足要求更多的前提条件和外部条件。

7. 人的需要满足程度与健康成正比。在其他因素不变的情况下，任何需要的真正满足都有助于健康发展。

 链接　求知需要和审美需要

1954年，马斯洛在《激励与个性》一书中探讨了他早期著作中提及的另外两种需要，即求知需要和审美需要。求知需要是指个体认识和理解自身及周围世界的需要。审美需要指对秩序、对称、完整结构及行为完美的需要。尽管马斯洛提到的这两种需要也是人类普遍存在的共有的需要，但尚无足够证据证实它是人类的基本需要。

## 四、需要层次理论在护理中的应用

### （一）需要层次理论对护理实践的意义

需要层次理论对护理思想与活动有着深刻的影响和指导意义，在护理领域得到了广泛应用。它使护理工作者认识到，护理的任务就是满足护理对象的需要。它对护理实践的指导意义在于：

**1. 帮助识别护理对象未满足的需要**　在护理实践中应用需要层次理论指导护理工作，有助于护士识别服务对象未满足的需要，找出护理问题。护士按照需要层次理论可系统地收集护理对象的基本资料，并进行归纳与整理，以识别不同层次尚未满足的需要。通常，根据需要层次理论的一般规律，充分理解整体护理的意义，满足服务对象不同层次的需要，帮助这些未满足需要的护理对象解决健康问题。

**2. 帮助确定应优先解决的健康问题** 护士按照基本需要的层次，识别问题的轻、重、缓、急，按照基本需要层次理论的内容及其层次间的关系，以确定需要优先解决的健康问题。

**3. 帮助预测护理对象未感觉到或未意识到的需要** 护士按照需要层次理论给予帮助，防止问题的发生，以达到预防疾病的目的。

**4. 帮助更好地理解护理对象的言行** 需要层次理论有助于护士更好地理解护理对象的言行。如护理对象住院后思念幼小的女儿，这是爱与归属的需要；因化疗而脱发的护理对象，夏天戴帽子或头巾等饰物，是尊重需要的表现。

### （二）帮助护理对象满足基本需要

人在健康状态下可依靠自己满足需要，但在患病时情况就发生了变化。一方面疾病可导致个体某些需要增加，而另一方面个体满足自身需要的能力却明显下降。因此需要护理人员作为一种外在的支持力量帮助护理对象满足需要。护理人员必须了解个体在疾病状态下有哪些特殊需要以及这些需要对健康的影响，设法满足护理对象的需要。

**1. 生理需要** 疾病状态常使个体的基本生理需要得不到满足而表现为营养失调、排泄失禁、缺氧等，甚至可能导致护理对象的死亡。护理工作的重点是了解护理对象的基本需要，采取有效措施予以满足。

**2. 安全需要** 护理对象患病期间由于环境的变化、舒适度的改变，会感到生命受到威胁而使安全感明显降低。他们既寻求医护人员的保护、帮助，又担心医疗失误的发生。护理人员应加强各方面的健康教育，避免各种损伤因素，提高诊疗护理水平，增强护理对象的自信心和安全感。

**3. 爱和归属的需要** 护理对象住院期间，由于与亲人的分离和生活方式的变化，爱和归属的需要变得更加强烈，他们希望亲人能对自己表现更多的爱和理解，也为自己不能像健康时那样施爱于亲人而痛苦。护理人员要通过细微、全面的护理，与护理对象建立良好的护患关系，使护理对象感受到护理人员的关怀和爱心。同时要加强同其家属、亲友沟通，应该鼓励家属探视，满足护理对象爱和归属的需要。

**4. 尊重的需要** 疾病可导致个体某些方面能力下降甚至丧失，使个体的自我概念紊乱，影响其对自身价值的判断，担心自己成为别人的负担，担心被轻视等。护理人员在与护理对象的交往中应注重护理对象的感受，尊重护理对象的隐私权，同时应充分调动护理对象的自我护理能力以增强护理对象的自尊感。

**5. 自我实现的需要** 此需要在患病期间最易受影响且最难满足。疾病不可避免地导致个体暂时或长期丧失某些能力，不得不离开学习和工作岗位。常使护理对象陷入失落、沮丧，甚至悲观、绝望的情感状态。这种不良情感反过来又会使个体的健康状况进一步恶化。护理的功能是保证低层次需要的满足，为自我实现需要的满足创造条件。在此基础上，护理人员应鼓励护理对象表达自己的个性、追求，帮助护理对象认识自己的能力和条件，战胜疾病，为达到自我实现而努力。

### （三）满足护理对象需要的方式

**1. 直接帮助** 对完全没有能力满足自己需要的护理对象，如意识不清的患者，护士提供直接的帮助，全面帮助满足其生理和心理的需要。

**2. 间接帮助** 对于部分能自行满足基本需要的护理对象，护士应鼓励其自己完成力所能及的活动，帮助他们发挥最大潜能以满足需要，最终达到独立状态。如患者骨折，护士应鼓励其进行肢体功能锻炼，以逐步恢复满足基本需要的能力。

**3. 教育支持** 对于有能力满足自己基本需要的护理对象，通过健康教育、咨询、指导等方法，减少和消除可能影响基本需要满足的障碍因素，预防潜在健康问题的发生。

# 第3节 压力与适应理论

### 案例 4-2

李某，女，32岁，农民，门诊以"急性阑尾炎"收住入院。入院后，患者虽然同意手术，但一直恐惧手术，表现为烦躁不安。不断询问手术过程、手术效果等。

问题：1. 该患者入院后出现了哪些压力？
　　　2. 具体有哪些表现？

压力是每个人在一生中都会有的体验。随着现代社会生活节奏的加快，人们对生活中的压力感受已越来越明显。某些身心疾病，如溃疡病和高血压等与压力密切相关。因此，护士应该运用压力和适应理论，观察和预测护理对象的心理及生理反应，并采取各种护理措施避免和减轻压力对护理对象的影响，提高护理对象的适应能力，促进护理对象恢复身心健康。

## 一、压 力 概 述

### （一）压力

压力（stress）又称应激，是一个复杂的概念，不同的学科对压力研究的侧重点不同，对压力有不同的解释及看法。"压力学之父"汉斯·塞里（Hans Selye）从生理学角度认为，压力是环境中的刺激所引起的人体的一种非特异性反应。目前普遍认为，压力是个体对作用于自身的内外环境刺激做出认知评价后，引起的一系列生理及心理紧张性反应状态的过程。

### （二）压力源

压力源（stressor）指任何能使人体产生压力反应的内外环境的刺激。常见的压力源有以下几类。
**1. 生理性压力源** 如饥饿、疲劳、疼痛、疾病等。
**2. 心理性压力源** 如焦虑、恐惧、生气、挫折、不祥的预感等。
**3. 生物性压力源** 如细菌、病毒、寄生虫等。
**4. 物理性压力源** 如高温、强光线、噪声等。
**5. 化学性压力源** 如空气、水污染，药物毒副作用等。
**6. 社会文化性压力源** 如孤独、人际关系紧张、学习成绩不理想、工作表现欠佳等；如人从一个熟悉的文化环境到另一个陌生的文化环境而出现的紧张、焦虑等不适应的反应。

### （三）适应

适应（adaptation）是指压力源作用于机体后，机体为保持内环境的平衡而做出改变的过程。是生物体得以生存和发展的最基本特性，是区分于非生物体的重要特征之一。当人遭遇各种压力源时，都会想办法去应对，其目的就是适应。当试图去适应它时，若适应成功，身心平衡得以维持和恢复；若适应有误，就会导致患病。因此，适应是生物体调整自己以适应环境的能力，是机体维持内环境稳定，应对压力源和健康生存的基础。

## 二、压力与适应理论的内容

### （一）压力与适应理论

汉斯·塞里是加拿大著名的生理心理学家，他于20世纪40～50年代对压力进行了广泛的研究，并于1950年出版了第一本专著《压力》，其压力理论对压力研究产生了重要影响，因此被称为"压力理论之父"。

**1. 一般理论** 压力是人体对任何需求做出的非特异性反应。这种非特异性反应是一种无选择地影响了全部或大部分系统的反应，也就是整个身体对任何作用于它的特殊因素所进行的适应，而不是某一器官或系统。例如，对严寒和酷暑，人体通过发抖和出汗这两种不同的表现进行适应。虽然这两种特异性反应不同，但严寒和酷暑这两种应激源所引起的非特异性反应却是相似的，都能迫使人体的神经系统、血管和皮肤做出适应，促使机体恢复到平衡状态。

**2. 全身适应综合征学说** 全身适应综合征（GAS）是机体对面临长期不断的压力源而出现非特异性的全身性反应，如全身不适、疲乏、疼痛、失眠、胃肠功能紊乱，是不同压力源的共同反应，是通过下丘脑-垂体-肾上腺轴产生的。全身适应综合征解释了不同的压力源作用下，机体产生相同的压力反应的原因。此外，塞里还提出了局部适应综合征（LAS）的概念，即压力源作用于人体时，机体在出现全身反应的同时所出现的某一器官或区域内的反应，如局部的炎症、溃疡等。

无论是全身适应综合征，还是局部适应综合征，塞里认为身体的压力反应按照一定的阶段性过程进行，分为以下三期（图4-4）。

（1）警觉期 人体觉察到威胁，激活交感神经系统而引起警戒反应。在生理方面主要通过内分泌作用使身体有足够的能量去抵御压力，如心率加快、血压上升、血糖升高、瞳孔扩大等，持续的时间从几分钟到数小时。在心理方面主要通过人的心智活动而增加认知的警戒性。如果防御有效，则机体会恢复正常活动。如果压力源过强，有可能使人患病死亡。若压力源持续存在，在产生警戒反应之后，机体就转入第二反应阶段。

（2）抵抗期 此期以副交感神经兴奋及人体对压力源的适应为特征。机体的防御力量与压力源相互作用，处于持衡状态。作用结果有两种：一是机体成功抵御了压力，内环境恢复稳定；二是压力持续存在，人体的抵抗能力无法克服，进入衰竭期。

（3）衰竭期 发生在压力源强烈或长期存在时。人体在适应过程中适应性资源被耗竭，不能代偿性地应对压力源，抵抗能力已经达到极限，随之迅速崩溃。警戒期的症状再次出现，但已是不可逆的，容易出现各种身心疾病或严重的功能障碍，导致全身衰竭，最终可能会面临死亡。

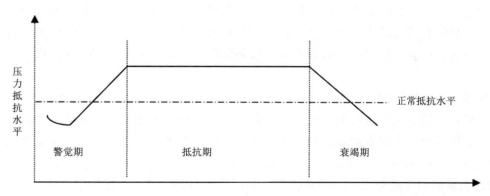

图4-4 全身适应综合征的三个阶段

## （二）压力的防卫

压力存在于人类社会生活的各个时期及各个领域。正确应对压力，可以减少及避免压力对个体的不良影响。以下防卫模式，有助于人们避免严重压力反应。

**1. 对抗压力源的第一线防卫——生理、心理防卫**

（1）生理防卫　包括遗传素质、一般身体状况、营养状况、免疫能力等。如完整的皮肤可以防止体内水分、电解质和其他物质的丢失；健全的免疫系统可以保护我们免受病毒和细菌的侵袭；而营养不良者，即使受轻伤也容易感染。

（2）心理防卫　指心理上对压力做出适当反应的能力。人们常常在潜意识的状态下运用一种或多种心理防卫机制，以解除情绪冲突、避免焦虑和解决问题，是自我保护行为。机体常用的心理防卫机制有以下几点。

1）退化：个体的行为回到以前的发展阶段，而不适合目前的发展阶段。如一个成年人遇到某种事情，坐在地上大哭大闹。

2）合理化：从多个理由中选出合乎自己需要的理由加以强调，以维持自尊和避免内疚，如谚语"吃不到葡萄说葡萄酸"。

3）否认：拒绝承认那些会对自身造成威胁的事实，是个体面临突如其来事件的常见反应，如当个体听说自己身患癌症时，拒绝承认自己患有癌症。

4）转移：将对某一对象的情感或行为转移到另一个较能接受的代替对象身上。

5）补偿：个体用其他方面的成功或出众来弥补某些方面的缺陷。

6）升华：有意识地将个人的精力从烦恼的事件或无法实现的目标转向较为崇高的方面。

**2. 对抗压力源的第二线防卫——自力救助**　如果压力反应严重，个体第一线防卫相对较弱时，会出现一些身心应激反应，此时就必须使用自力救助的方法来对抗或控制压力反应，以减少急、慢性病的发展机会。自力救助的内容包括以下四个方面。

（1）正确对待问题　首先识别压力的来源，进行自我评估。如当一个人工作压力大、人际关系差时，不要否认问题的存在，应针对问题采取应对方法。应对的方法是设法改变情景，若不可能改变压力源，至少可以改变自己的感受和反应。例如，考试临近、学习压力太大，可以安排一定时间放松。总之，要及早找出压力源，并及时处理，不要否认问题的存在而任其滋长，这对身心健康是很重要的。

（2）正确处理情感　当人们遭受压力后，常出现焦虑、紧张、挫折、生气或其他情绪情感。这些情感体验持续时间过久会对个体的身心造成伤害，因此，应及时进行处理。处理的方法是首先找出引起这些情感体验的原因，有哪些伴随的生理反应，如食欲缺乏、心悸、失眠等；其次，是要承认这些情感，并进行认真的分析、排解，恰当地处理好自己的情绪，如与朋友交谈或适当运用心理防卫机制等。

（3）利用可能的支持力量　当个体经受压力时，如果有一个强有力的社会网予以支持，可有效地帮助其度过困境。如一个人因某些事件感到焦虑时，若能与一个有过类似经验并能设身处地地为其设想的朋友交谈，是很有益处的。此外，寻求有关的信息也能减轻焦虑，如介绍肿瘤护理对象参加癌症俱乐部。一般而言，社会支持网中的重要成员可以是父母、配偶、子女和好友等，也可向有关的专业机构寻求支持。

（4）减少压力的生理影响　良好的身体状况是有效抵抗压力源侵入的基础，因此，提高人们的保健意识，如养成良好的生活卫生习惯，注意改善营养状况等有助于加强第一线防卫。此外，传统的气功疗法、松弛锻炼以及一些娱乐活动，如音乐欣赏、阅读、太极拳、散步等均是帮助人们解脱压力的实用方法。

**3. 对抗压力源的第三线防卫——专业辅助**　强烈的压力源突破了个体的第一线、第二线防卫后导致个体出现身心疾病时，就必须及时寻求医护人员的帮助，由医护人员提供针对性的治疗和护理，如给予药物治疗、物理治疗和心理治疗等，并给予必要的健康咨询和教育来提高个体的应对能力，以利于其康复。第三线防卫是非常重要的，若个体不能及时获得恰当的专业帮助，会使病情加重或演变成慢性疾病，如溃疡性结肠炎、慢性忧郁症等。而这些疾病本身又可成为新的压力源，而加重护理对象负担，并进一步影响其身心健康。如果防卫失效，其结果甚至可能导致护理对象死亡。

### （三）压力的适应

人类的适应较其他生物更复杂，所涉及的范围更广，包括生理的、心理的、社会文化和技术的适应。适应的层次包括：

**1. 生理适应** 是指机体通过调整体内生理功能来适应外界环境的变化对机体需求的增加。

（1）代偿性适应 外界对人体的需求增加或改变时，人体就会做出代偿性的变化。如进行慢跑锻炼的人，初期会感到身体有压力，出现心跳加快、呼吸急促、肌肉酸痛等不适，但坚持一段时间后，这些感觉就会逐渐消失。这是因为体内器官的功能慢慢地增强，适应了跑步对身体所增加的需求。

（2）感觉的适应 指人体对某种固定情况的连续刺激而引起的感觉强度的减弱。如持续嗅某一种气味，感觉强度会逐渐降低，人们很快就习惯了这种气味而适应。另外，适应有时可表现为感觉灵敏度的降低，这是固定刺激或持续反应而引起的。还有如"久入芝兰之室而不闻其香"正是此适应的表现。

**2. 心理适应** 是指人们感到心理有压力时调整自己的态度去认识压力源，摆脱或消除压力，以恢复心理上的平衡。一般可运用心理防卫机制或学习新的行为（如松弛术）来应对压力源。如癌症护理对象平静接受病情，积极配合治疗；丧失亲人后从悲痛中解脱出来面对生活等都是良好的心理适应。

**3. 社会文化适应** 是指调整个人的行动使之与各种不同的群体或其他文化相协调。包括与所处的家庭、专业集体、社会集团等的信念、习俗及规范相适应。如不同家庭有不同的生活、饮食习惯，新组成的家庭，有关成员必须相互适应。与其他民族、宗教、地域的概念、思想、传统和习俗相适应。如"入乡随俗"就是一种社会文化的适应。

**4. 技术适应** 是指人们在使用文化遗产的基础上创造新的科学工艺和技术，以改变周围环境，控制自然环境中的压力源。同时，现代技术又制造了不少新的压力源，如水、空气和噪声污染等，需进一步研究和适应。

## 三、压力与适应理论在护理中的应用

压力对健康的影响是双向性的，它既可以损害健康，也可以有益于健康。应用压力与适应理论可帮助护士正确认识护理对象和自身压力，并动员足够资源缓解压力，促进身心健康。此外，护理人员在护理护理对象的同时，也要学习自我应对压力的技巧，减轻工作中的压力刺激。

### （一）护理对象的压力与应对策略

**1. 护理对象常面对的压力源**

（1）陌生的环境 护理对象对医院环境陌生，饮食不习惯，对负责自己的医生和护士不熟悉，对住院的作息制度不适应等。

（2）疾病的威胁 护理对象感受到严重疾病造成的威胁，担心可能罹患了难治或不治之症，或即将手术，有可能致残等。

（3）信息的缺少 护理对象对所患疾病的诊断、治疗及即将采取的护理措施不清楚，对医护人员所说的医学术语不能理解，自己提出的问题不能得到医护人员耐心的解答等。

（4）自尊的丧失 护理对象因疾病丧失自理能力而依赖他人的照顾，不能独立完成进食、如厕、沐浴、穿衣等日常活动，且必须卧床休息，不能按自己的意志行事等。

（5）与外界隔离　护理对象与所熟悉的家庭环境、工作环境隔离，不能与家人和朋友谈心，与病友、护士之间无共同语言、缺乏沟通，感到自己不被医护人员重视等。

**2. 帮助护理对象应对压力的策略**

（1）为护理对象创造轻松的休息环境　护士应为护理对象创造一个整洁、安全、安静、舒适的病室环境。热情主动接待护理对象，介绍自己、主治医生、同室病友及医院的环境和规章制度，使护理对象消除由于恐惧、不安和孤独带来的心理压力。同时可指导护理对象进行放松训练，如深呼吸训练、固定视物深呼吸训练、听音乐、渐进性肌肉放松训练、想象放松训练、言语暗示放松训练等。

（2）协助适应护理对象角色　护士对护理对象要表示接纳、尊重、关心和爱护，使其尽快适应护理对象角色。①心理疏导：鼓励护理对象通过各种方式宣泄内心的感受及痛苦，如用语言、书信、活动等形式宣泄心理压力。与各类护理对象进行沟通时，耐心倾听他们的诉说，并给予解释、引导和安慰，释放其心理压力。②鼓励参与：对住院护理对象，激发其兴趣，克服依赖心理，让护理对象参与治疗和护理计划，使疾病早日康复。③培养自立：对恢复期护理对象，要避免护理对象角色强化，帮助护理对象树立信心，早日重返社会。

（3）提供有关疾病的信息　护士将有关疾病的诊断、治疗、护理及预后等方面的信息及时恰当地告知护理对象，减少护理对象的焦虑及恐惧情绪，并增加护理对象的自我控制及安全感。

（4）协助保持良好的自我形象　护理对象因疾病的影响，自理能力下降，有的不能正常进行洗漱、梳理、穿着、饮食等。活动也受到一定限制，常使护理对象感到失去自我而自卑。护士应尊重护理对象，关心、体贴、照顾护理对象，协助护理对象生活护理，保持护理对象整洁的外表，改善自我形象，使他们获得自尊和自信。

（5）协助护理对象建立良好的人际关系　护士应鼓励护理对象与医护人员、同室病友交往，融洽相处。动员亲人、朋友等给予护理对象关心和帮助，使其感到周围人对他的关爱和重视，从而感到心情愉悦。

## （二）护士的工作压力与应对策略

**1. 护士的工作压力**　人人都有产生压力和疲惫感的可能，而护理人员的工作压力更大、更明显。因此，应用压力与适应理论，识别护士面对的压力源，并通过调节，适应工作中的压力，具有重要的社会意义。护士常面对的压力源有以下几方面。

（1）紧张的工作性质　护士工作事关人民的生命与健康，护士常面临急危重症抢救与监护，这注定了护理工作的紧张忙碌和责任重大。

（2）沉重的工作负荷　护士的工作负荷包括脑力和体力两个方面。人们的医疗保健需求日益增长，而各级各类医疗机构护士编制数量往往不足，导致护士需超负荷工作；护士要频繁倒班，扰乱了人的正常生理节律，对护士的身心、家庭生活和社交活动都产生不良影响。

（3）复杂的人际关系　医院是一个复杂多变的环境，护士面对的是经受疾病折磨、心理状态和层次不同的护理对象，要应对护理对象及家属焦虑、恐惧、悲伤、愤怒等情绪变化，这必将增加护士的心理压力。同时，医护关系也是主要的压力源，社会上部分人仍存在对医生更尊重和认可，认为护士只是医生的助手的现象，使护士对自身的价值产生怀疑。同时，工作中医护协调上的冲突，也会使护士产生压力。

（4）高风险的工作环境　医院环境中的致病因子，如细菌、病毒、核辐射的威胁、药物的不良反应等，使护士在客观上常面临感染的危险和其他医源性损伤的风险；另外，担心发生差错事故会威胁护理对象身心健康，护士必须为此承担相应的法律责任，这种高风险也给护士带来很大的心理压力和工作压力。

**2. 护士适应工作压力的策略**

（1）正确认识压力并创造一种平衡 树立正确的职业观，对工作压力进行积极的评估，树立"适度的压力是有好处"的观点，充分了解自我，设立现实的期望和目标。掌握必要的心理健康知识，学会应付各种压力的心理防御技巧。

（2）加强学习，提高自身业务技能 护士应参加继续教育，不断提高专业知识与技能水平，提高自我调节、解决问题等应对压力的能力。

（3）动用社会支持系统 在面临压力时可向亲属、朋友、同事倾诉，宣泄压力、寻求帮助；也要善于利用领导和上级主管部门的支持，给护士提供更多深造的机会，提高护士的待遇，合理调配人员，避免护士从事非专业性工作，以免造成护士人力资源的浪费。

（4）应用放松技巧 护士应注意培养一些轻松、健康的兴趣与爱好，在工作之余得以放松。在面临压力时，可采用适宜的自我调节的方法，如听音乐、散步、阅读、应用放松技巧等。

（5）大力宣传和树立护理队伍中的先进典型，对做出突出贡献的护士实施奖励，推动全社会尊重护士的良好风尚，提高护士地位。妥善处理各种人际关系，减少因人际关系紧张或冲突带来的压力。

# 第4节 成长与发展理论

成长，又称生长，是指机体细胞增殖而带来的个体在生理方面的量性增长。发展，又称发育，是指个体随年龄增长与环境互动而产生的身心变化过程。人类的成长与发展是一个有规律、可预测的动态过程，它是个体生理、心理、社会、情感、认知、道德、精神等方面综合协调发展的过程。成长发展理论源于发展心理学，主要研究在不同生命阶段中个体身心变化的特点、规律和影响因素。学习成长与发展理论，有助于护理人员准确地评估、识别不同生命阶段服务对象的身心状况及需求，从而为提供全方位的护理服务奠定基础。现以护理领域中应用比较广泛的成长与发展理论作介绍。

## 一、弗洛伊德性心理学说

西格蒙德·弗洛伊德（Sigmund Freud，1856—1939），奥地利著名的精神病学家、心理学家、精神分析学派创始人，被誉为"现代心理学之父"。

弗洛伊德通过精神分析法观察人的行为，创立了性心理发展学说。该学说包含三个影响广泛的理论：意识层次理论、人格结构理论和人格发展理论。

### （一）意识层次理论

弗洛伊德认为人的意识是有层次的，可分为意识、潜意识、前意识。

**1. 意识** 是指个体直接感知的心理活动部分，是心理活动中与现实联系的部分，如感知觉、意志、情绪和思维等，被形容为海平面以上的冰山之巅部分。

**2. 潜意识** 又称无意识，是指个体无法直接感知到的心理活动部分。其主要内容是不被外部现实和道德理智所接受的各种不能得到满足的冲动、欲望和需求。潜意识虽然不被知觉，但它是整个心理活动的原动力，被形容为海平面以下的冰山部分。

**3. 前意识** 又称下意识，介于意识和潜意识之间，主要包括当前未被注意到或未在意识之中，但通过自己特别注意或经过他人的提醒又能被带到意识层面的心理活动，被形容为介于海平面上下的部分，随着波浪的起伏时隐时现。

意识、前意识、潜意识作为人的基本心理结构，在个体适应环境的过程中各有其功能。意识保持着个体与外部现实的联系和相互作用；潜意识使个体的心理活动具有潜在的指向性，潜意识中潜伏的心理矛盾、心理冲突等常常是导致个体产生焦虑不安乃至心理障碍的症结。

### （二）人格结构理论

弗洛伊德在分析人的心理活动的基础上，认为人格由三部分组成，即本我、自我和超我。

**1. 本我**    处于潜意识深处，是人格最原始的部分，是潜意识欲望的根源，包含遗传的各种内容，与生俱来。本我受快乐原则支配，目的在于争取最大的快乐和最小的痛苦。

**2. 自我**    是大脑中作用于本我与外部现实的一种特殊结构，其功能是在本我的冲动和超我的控制发生对抗时进行平衡。自我考虑现实，遵循现实原则。

**3. 超我**    大部分存在于意识中，是人格中最理性的部分，由良心和自我理想两部分组成。其特点是按照社会规范、伦理、习俗等来辨明是非和善恶，从而对个体的动机进行监督和管制，使其行为符合社会规范和要求。

发展的过程就是人格结构的这三部分相互作用结果的反映。如果能彼此调节，和谐运作，个体就会发展成一个有良好适应能力的人；如果失去平衡，就会演变成心理异常。

### （三）人格发展理论

人格发展理论又称为性心理发展论，主要研究性心理的发展特点与规律。弗洛伊德认为人类是倾向自卫、享乐和求生存的，而这一切活动的内在动力都源自机体的本能冲动，即性本能。他认为人格发展过程就是一个满足性本能的过程。从出生到成年，人格的发展会经历五个阶段，每个阶段的性本能会出现在身体的不同部位，需通过不同的方式给予满足。任何阶段的性本能需求不能被满足或受压抑后，其人格发展都可能出现"固结"，进而发展为不同程度的精神疾患或变态心理。弗洛伊德认为成人的人格结构在儿童期就已基本成型，儿童早年的成长环境、成长经历对其成年后人格的形成有着重要的影响。

**1. 口欲期（0～1岁）**    此期性本能集中在口腔，通过吸吮、吞咽、咀嚼等经口的活动获得快乐和安全感。此阶段如能及时、恰当地满足婴儿的口欲需求，给予悉心的照顾和充分的陪伴，则能建立稳定坚实的母婴或亲子关系，使婴儿获得足够的安全感和信任感，为今后对社会、他人产生信任感，形成自信、乐观、开放的性格奠定基础。

**2. 肛门期（1～3岁）**    此期快乐的中心转移到直肠及肛门，愉快感主要来自排泄及自身对排泄的控制。这一时期通过耐心训练，鼓励幼儿形成对大小便的有效控制，给其留下愉快的体验，并养成良好的卫生习惯。这将有利于幼儿长大后形成独立、自信、果断从容的个性。

**3. 性蕾期（3～6岁）**    此期性本能集中在生殖器，孩子对自身性器官产生强烈的好奇，并觉察到性别的差异，开始依恋异性父母，可能出现恋异性父母情结。此期应引导儿童与同性别父母建立性别认同感，以促进正确的性别认同和道德观念的形成。

**4. 潜伏期（6岁～青春期）**    这一时期受家庭教养、社会环境及自身躯体发育的影响，性本能活动埋入潜意识，兴趣由对自己及父母的注意逐渐扩大到周围的事物上，如智力、身体活动等。此期应鼓励儿童认真学习，努力提高知识技能，积极锻炼身体，与同龄人多交往，积累人际交往经验，在这些活动中获得愉快的体验，促进健康人格的发展。

**5. 生殖期（青春期以后）**    伴随着荷尔蒙的改变，原欲重新回到生殖器，个体注意力转向寻找年龄相近的异性伴侣并与之建立起成熟的两性关系上。此期青少年进入青春发育期，性器官发育逐渐成熟，性心理发展迅猛，易被异性所吸引，开始出现异性恋。但由于其社会经验不足，心理水平还比较幼稚，意志亦较薄弱，易受外界不良诱惑影响而致犯错，因此，该期应正确引导青少年与异性的交往，鼓励其通过学习、体育锻炼、发展兴趣爱好等社会认可的方式释放性能量，逐步建立良好的两性关系和正确的道德观。

 链接  固结现象

固结现象是指心理发展滞留在某个特定阶段，即个体的一部分心理能量投入在该阶段，使得个体以后的行为活动总表现出这个特定阶段的冲突特征。

## 二、埃里克森的心理社会发展学说

埃里克·埃里克森（Erik H. Erikson，1902—1994），美国哈佛大学心理学教授，著名的发展心理学家和精神分析学家。他继承了弗洛伊德的性心理发展理论，并根据自己的人生经历及多年从事心理治疗的经验，提出了解释整个生命历程的心理社会发展学说。他强调文化及社会环境在人格发展中的重要作用，认为人的发展包括生物、心理、社会三方面的变化过程，此过程由八个发展阶段组成，每一阶段都有一个特殊的社会心理危机必须解决。成功地解决每一个阶段的危机之后，会逐渐形成健全的人格；否则就会出现情绪障碍，进而形成不健全的人格。

**1. 婴儿期（0～1岁）**  信任对不信任。

埃里克森认为，信任是人对周围现实的基本态度，是健康人格的根基。所谓基本信任，就是个体的需要与外界对其需要的满足保持一致。婴儿必须依靠他人满足自己的基本需要，如果能从父母及他人那里获得满足，就会对现实、对人产生信任感。如果得不到足够的关心与照顾，需要不能得到满足，就会产生不信任感。这种不信任感持续发展下去，就会形成缺乏安全感、猜疑、不信任、不友好等人格品质。

**2. 幼儿期（1～3岁）**  自主对羞愧（或怀疑）。

此阶段是促进儿童获得自主感而避免怀疑感与羞愧感阶段。此时儿童开始有了独立自主的要求，开始"有意志"地决定做什么或不做什么。如果父母及其他照顾者，正确引导并鼓励儿童独立地去完成力所能及的事情，提供让儿童自己做决定的机会并适时表示赞赏，对需要限制、约束儿童的行为给予耐心解释与安慰，孩子通过体验自己的能力和对环境的影响力，能逐渐形成自主、独立的人格特征。相反，如果对儿童溺爱，处处包办代替，或过分严厉，稍有差错就粗暴地斥责，甚至体罚，儿童将无法体察自己的能力，易产生自我怀疑与羞愧感。

**3. 学龄前期（3～6岁）**  主动对内疚。

这一时期儿童开始发展自己的想象力，知觉行动能力也得到较快发展。因而，此期儿童有较强的主动探索欲望，好奇、好问，善于提出各种设想和建议。如果成人能耐心对待并细心回答他们的问题，适当评价、鼓励他们的活动和建议，则有利于提高孩子的自信心和创造力，增强其探索的主动性。反之，成人缺乏耐心，简单粗暴地对待孩子提出的问题或设想，甚至过分限制、讥笑，则会使儿童形成胆怯、内疚等人格特征。

**4. 学龄期（6～12岁）**  勤奋对自卑。

该阶段的儿童主要在学校接受教育，通过学校生活，锻炼适应社会的能力，掌握今后生活所必需的知识和技能。此时儿童会注重追求学习上获得成功和得到赞许。若通过勤奋学习而获得了成功与赞许，他们就会继续勤奋努力，乐观进取，养成勤奋学习，勤奋工作的品质。如果屡遭失败，则易丧失自信和进取心，形成冷漠、自卑的人格特征。

**5. 青春期（12～18岁）**  自我认同对角色混乱。

自我认同是在前四个阶段发展的基础上对自我认识的整合，即自己究竟是一个什么样的人，自己与别人的异同，以及认识自己的过去、现在和将来在社会生活中发挥的作用。如果在前四个阶段建立起信任、自主、主动、勤奋等，所想所做的符合自己的实际身份，就能获得或建立起自我认同（同一性），可以顺利地进入成年期。相反，在前四个阶段形成过多的不信任、羞怯、内疚、自卑，就会产生自我认同混乱或角色混乱，陷入无所适从的状态。

**6. 成年早期（18～25 岁）** 亲密对孤独。

该阶段是学会爱与分享，获得亲密关系，避免孤独的阶段。只有在上一阶段青春期的自我认同发展完善的青年人，才能把自我认同与他人的自我认同融合为一体。在与他人自我认同的融合过程中，需要付出，因此，会有自我牺牲或损失。在这个时期，需要学会与各种人相处，不管你是否喜欢别人。能与他人建立亲密关系（友情或爱情）的人，才能获得亲密感，否则将产生孤独感。

**7. 成年期（25～65 岁）** 创造对停滞。

壮年期与中年期是成家立业的阶段，也是获得创造感，避免"自我专注"的阶段。这一阶段有两种发展的可能性：一种是向积极方面发展，个人除关怀家庭成员，关心下一代外，还会扩展到关心他人、关心社会。他们在工作上积极进取、勇于创造，追求事业的成功；另一种可能性是向消极方面发展，即发展停滞，只关注自己和家庭的幸福，而不关心他人（包括儿童）的需要和利益，即使有创造，其目的也完全是自己的利益和需要。

**8. 老年期（65 岁以上）** 完善对失望。

进入老年期，如果个体在前面七个阶段的心理发展危机都得到了较好的解决，此时回顾一生就会觉得这一辈子过得有价值，生活得有意义，从而产生自我完善感，即一种圆满与满足感。相反，如果未解决的危机较多，就会产生失望感。

埃里克森认为，在每一个心理社会发展阶段中，解决了核心问题之后所产生的人格特质，都包括了积极与消极两方面的品质，如果各个阶段都保持向积极品质发展，就算完成了这阶段的任务，逐渐实现了健全的人格，否则就会产生心理社会危机，出现情绪障碍，形成不健全的人格。护士给不同心理社会发展过程提供的护理支持见表 4-1。

表 4-1　埃里克森的心理社会发展过程及护理支持

| 阶段 | 发展危机 | 发展任务 | 护理支持 |
|---|---|---|---|
| 婴儿期<br>（0～1 岁） | 信任对不信任 | 建立信任感 | 及时满足婴儿的各种需要，时常给予爱抚，尽力减少不适与疼痛 |
| 幼儿期<br>（1～3 岁） | 自主对羞愧 | 促进自我控制，增强自信和自主性 | 鼓励患儿进行力所能及的活动，为其提供做决定的机会，鼓励并赞扬患儿自己做决定；对治疗带来的限制约束和疼痛，耐心解释，适时安慰 |
| 学龄前期<br>（3～6 岁） | 主动对内疚 | 增强主动性 | 满足患儿的合理要求，及时倾听其感受；引导患儿在游戏中探索世界，了解社会规则；指导其设立合适的目标并努力去实现 |
| 学龄期<br>（6～12 岁） | 勤奋对自卑 | 获得勤奋感 | 帮助患儿适应环境，并集中精力学习知识和技能；鼓励、赞扬勤奋进取的行为；引导患儿学会与人合作 |
| 青春期<br>（12～18 岁） | 自我认同对角色混乱 | 建立自我认同感 | 关注他们的心理感受，帮助维持良好的自我形象，尊重其隐私；与其讨论关心的问题，对正确的决定和行为给予赞赏和支持；增加其与同龄人交往的机会 |
| 成年早期<br>（18～25 岁） | 亲密对孤独 | 发展与他人的亲密关系 | 引导其学会承担责任和义务；鼓励多与同龄人交往，协助建立良好的友情、爱情及婚姻关系，避免孤独感；帮助其实现人生目标 |
| 成年期<br>（25～65 岁） | 创造对停滞 | 养育下一代 | 帮助其减轻焦虑，及时调整、尽快适应角色 |
| 老年期<br>（65 岁以上） | 完善对失望 | 建立自我完善感 | 耐心倾听述说，帮助发掘潜能；鼓励多参加活动，多与他人交往；健全安全保障措施，避免发生意外 |

## 三、皮亚杰的认知发展学说

皮亚杰（Jean Piaget，1896—1980）是瑞士一位杰出的心理学家和哲学家，他通过对儿童行为的详细观察发展了认知发展学说。他认为儿童思维的发展并不是由教师或父母传授给儿童的，而是通过儿童与环境相互作用，经同化和顺应两个基本认知过程而形成的。每个人都有一个原有的认知结构，又称为基模。当个体面临某个刺激情境或困难情境时，个体企图用原有的认知结构去解决，这种认知经历称同化。若原有认知结构不能对新事物产生认知，个体只有通过改变或扩大原有的认知结构，以适应新的情况，这种认知心理历程称顺应。皮亚杰将认知发展过程分为四个阶段。

**1. 感觉运动期**　0～2岁，此期是儿童思维的萌芽时期，通过感觉和运动，如吸吮和抓握等，来认识周围的世界。此期分为六个亚阶段，即反射练习期、初级循环反应期、二级循环反应期、二级反应协调期、三级循环反应期和表象思维开始期。

**2. 前运思期**　2～7岁，此期儿童的思维发展到了使用符号的水平，即开始使用语言来表达自己的需要，但思维尚缺乏系统性和逻辑性。以自我为中心，观察事物时只能集中于问题的一个方面而不能持久和分类。

**3. 具体运思期**　7～11岁，在此期，儿童摆脱以自我为中心，能同时考虑问题的两个方面或更多方面，如能接受物体数目、长度、面积、体积和重量的改变。想法较具体，初步形成了逻辑思维能力。

**4. 形式运思期**　11岁起，思维能力开始接近成人水平，能进行抽象思维和假设推理。但此期青少年处于另一种新的以自我为中心的阶段，且富于想象，迷恋科学幻想，凭想象而虚构的世界与现实社会可能会有很大差别。

皮亚杰的认知发展学说被护理工作者广泛应用在对儿童教育及与儿童沟通上。如在儿童教育方面提倡启发式教学，为儿童设定具体问题让其自行解决，避免灌输式教学；又如在与儿童沟通时应采用其能理解的语言，避免抽象难懂的词句，从而达到有效的沟通。

# 第5节　沟　通　理　论

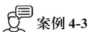

**案例 4-3**

张某，女，45岁，已婚，机关干部，近日因大便带血、食欲差入院，2周内体重减轻6kg，经医生确诊为直肠癌。医生建议尽早实施手术治疗，张女士非常恐惧手术及担心预后情况，经常失眠，平日也不愿与人交流，情绪低落，时常哭。护士小张是张女士的责任护士。

问题：1. 护士小张应如何解决张女士的恐惧问题，应如何与张女士进行有效的沟通？
　　　2. 护士小张应采用何种非语言沟通的形式和技巧与张女士进行沟通？

## 一、概　　述

### （一）概念

国外许多护理专家对沟通交流的概念进行了描述。1995年，波特（Potter）认为，沟通（communication）是指"在社会环境中的语言和非语言行为，它包括所有的被人们用来给予和接收信息的符号和线索"。此外沟通还被定义为"所有人们之间相互影响和分享信息的过程，两个或两个以上的人之间的思想交换、信息从一个人传递到另一个人的过程，以及分享或传递感情的过程等"。概括起来讲，沟通是人与人之间交换意见、观点、情况与情感的过程。这一过程是通过语言与非语言行为来完成的，是建立人际关系的基础。

### （二）沟通过程的基本要素（图4-5）

**1. 沟通背景（communication context）** 是指互动发生的场所或环境，是每个互动过程中重要的因素。它不仅包括物理的场所，也包括每个互动参与者的个人特征，如情绪、情感、经历、文化背景及知识水平。

**2. 信息发出者（sender）** 是指发出信息的人，是将信息编码并进行传递的人，也称作信息的来源。其表达水平、表达的准确性影响交流效果。

**3. 信息（message）** 是指信息发出者希望传达的思想、情绪情感、意见和观点等，信息包括语言和非语言行为以及这些行为所传递的所有影响。语言的使用、音调以及身体语言都是发出信息的组成部分。要注意信息的新颖性、价值性和受众的兴趣性。

**4. 信息接收者（receiver）** 接收信息的人，接收者对信息的理解与判断也影响交流效果，如鲜花对于花农、女人、艺术家的意义是完全不同的。

**5. 信息传递途径（channel）** 是指信息由一个人传递到另一个人所通过的渠道，是指信息传递的手段。如听觉、视觉与触觉。例如信息发出者的面部表情的信息是通过视觉途径、语言信息是通过听觉途径传递，在交流时护士把手放在肩上是使用触觉把关切和安慰等信息传递给护理对象。一般来说，护士与护理对象的沟通中护士使用的沟通途径越多，护理对象越能更好地理解这些信息。如护士准备指导一位乳腺癌术后的患者进行上肢的功能锻炼，如果护士能把语言讲解和演示两种方法结合起来，使用其效果比仅用语言讲解好得多。

**6. 反馈（feedback）** 是指信息从接收者返回到信息发出者的过程。反馈有利于了解信息是否准确地传递给信息接收者，以及信息的意义是否被准确地理解。

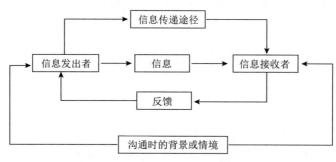

图 4-5　沟通的构成要素

## 二、沟通理论的内容

### （一）沟通交流层次

鲍威尔（Powell）指出沟通大致可分为五个层次：一般性沟通、事务性沟通、分享性沟通、情感性沟通、共鸣性沟通。这五种层次的主要差别在于一个人希望把真正的感觉与别人分享的程度，而与别人分享的程度又直接与彼此的信任程度有关。

**1. 一般性沟通（general communication）** 在这种层次的沟通中双方只是表达一些表面的、肤浅的、社会应酬性的话题，如"您好吗？""今天天气真好！"等。

**2. 事务性沟通（transactional communication）** 是一种只罗列客观事实的说话方式，不加入个人意见或牵涉人与人之间的关系，如"我今年40岁了""现在我的伤口很疼"等。

**3. 分享性沟通（sharing communication）** 当一个人开始以这种方式沟通时说明他已经在建立相

互关系中有了信任感，因为这种交流方式必须将自己的一些想法和判断说出来并希望与对方分享。如有可能向护士提出他治疗上的意见和要求，在这种情况下护士应对其表示理解，绝对不能表现出不在意或嘲笑的行为，否则患者将会隐瞒自己的真实想法而只与护士进行一些表面性的沟通交流。

**4. 情感性沟通（emotional communication）** 一个人会很愿意告诉对方他的信念及对过去或现在一些事件的反应，他们彼此分享感觉，这样的分享是有建设性的而且是健康的。然而这种沟通交流的方式较难实现，只有在相互信任的基础上，有了安全感时才容易做到。

**5. 共鸣性沟通（resonance communication）** 是指沟通的双方达到了一种短暂的"一致性"的感觉，或者不用对方说话就知道他的体验和感受，它是护患双方分享感觉程度最高的一种沟通交流方式，也是沟通交流所达到的最理想境界。

## （二）沟通交流的方式

沟通交流的方式有许多，但大致可分为两大类，即语言性沟通和非语言性沟通。

**1. 语言性沟通（verbal communication）** 是使用语言或文字进行的沟通，语言是用来传递信息的实际符号。只有当信息的发出者和接收者能够清楚地理解信息的内容，语言才是有效的。为了达到有效的沟通，护士必须选用易懂的语言和文字与患者进行沟通交流，并提高语言交流的技巧才能有效与患者沟通，达到预期目的。语言沟通的技巧包括：

（1）词汇（vocabulary） 医生护士在工作中经常会用到一些医学术语，如果总是用医学术语与患者交流，患者就无法从护士那里了解到必要的信息，护士在与患者交流时要了解患者的文化程度，选择合适的、患者能理解的词语进行沟通。

（2）语速（pacing） 护士在说话前应认真思考合适的语速，说话不能太快或太慢，这样会影响语言的清晰度和有效性。当强调某事时，可以稍作停顿或加重语气语调。

（3）语调（intonation） 说话者的语调可以影响信息的含义从而影响沟通效果，即使是一个简单问题的陈述，凭借语调便可以表达热情、关心和愤怒等情感。情绪因素可以直接影响说话的语调，所以护士应时刻注意自己的情绪，避免因自己不佳的情绪状态影响了说话的语调。如果患者感到来自护士的信息是漠不关心的、"屈尊"的或是傲慢的，便会阻碍护患间的有效沟通。同样，患者说话的语调也可以为护士提供一些重要线索，如患者的情绪、健康水平等。

（4）幽默（humor） 短语"笑是最好的药物"道出了幽默对健康的妙用，护士恰到好处的幽默可以帮助调整患者由于疾病产生的压力和紧张。但是对幽默的应用也应注意度的把握。

（5）简洁（brevity） 有效的沟通交流必须是简单、简短和重点突出的。清晰及简洁的语言有助于信息接收者在短时间内准确地理解所传递的信息。

（6）相关性与时间性（relevance and timing） 时间的选择对信息的接收是尤其重要的，通常最佳的交流时间是患者表示出对此有兴趣的时候，在谈话前护士最好先预约好时间，协商的问题是患者十分关心的，而且要注意谈话的时间不宜太长，相关的主题不能太杂，以免影响患者休息。

**2. 非语言性沟通（nonverbal communication）** 通过身体语言而不使用词语传递信息的交流称为非语言性沟通。它可以是伴随语言性沟通交流所发生的一些非语言性的表达方式和情况。一般认为，非语言性沟通交流是一个人真实感情更准确的流露，它包括以下几个方面：

（1）仪表与身体外观（physical appearance） 当两个人见面时，一个人的外表是首先被对方所关注的事情。据报道84%的人对另一个人的第一印象是基于他的外表。

（2）身体姿态与步态（posture and gait） 可以反映一个人的情绪状态、身体健康情况和自我概念及宗教信仰等。直立的姿势和快速有目的的步态可以反映一个人有自信并且感觉健康良好；垂头弯腰的姿态和缓慢地拖着脚走表示一个人情绪抑郁，身体不舒服或对周围的事物不感兴趣；向前倾或朝向某个方向表示集中注意力。同时护士可以通过观察患者的身体姿态与步态来收集有价值的信息，如疼痛、骨折以及情绪抑郁。

（3）面部表情（facial expression）  是沟通交流中最丰富的源泉，其他身体语言无法与之相比。面部表情是一种共同的语言，精神病专家发现，不同国家、不同文化的人们的面部表情所表达的感受和态度是相似的。有研究显示人的面部可以展示六种主要的情绪：惊恐、害怕、生气、高兴、悲哀和厌恶。信息接收者常常根据对方的面部表情做出判断。面部表情可以表现一个人的真正情绪，也可以与真实的情绪相矛盾，有时还可以掩饰某种真正的情绪。由于面部表情的多样化，其表达出的意思有时很难判断。当面部表情不能够清楚地表达信息时，语言性反馈可以帮助寻找信息发出者的真实思想。

（4）目光的接触（eye contact）  眼神是面部表情中非常重要的部分，在交流期间保持目光的接触，可以表示尊重对方并愿意倾听对方的讲述。通过目光的接触还可以密切地观察对方的一些非语言表示。在交流过程中如果缺乏目光的接触则表示焦虑、厌倦、不舒服、缺乏自信心或者有戒备心。最理想的情况是护士坐在患者的对面并使双方的眼睛在同一水平上，这样可以体现护患间平等的关系，同时也表示出护士对患者的尊重。

（5）手势（hand gestures）  人们常常不太注意自己的手势，但它却在表达思想和情感方面起到重要的作用。手势可以用来强调、加强或澄清语言信息。有时候手势和其他非语言行为结合起来可以代替语言信息。但是手势的应用也应得体，不可过多、重复或呆板。

（6）触摸（touch）  是一种无声的语言，可以表达关心、体贴、理解、安慰和支持。但触摸还有其他方面的意义，受文化、宗教、习俗等因素的影响。此外，年龄和性别在触摸的意义上也起着一定的作用，和其他非语言性沟通交流方式比较，触摸是一种比较容易被误解的方法。因此，在专业范围内，审慎地、有选择地使用触摸对护患沟通交流起到良好的促进作用。如当患者紧张焦虑时护士紧紧握住患者的手，这样可以传递一种信息，即护士能够理解患者目前的处境和心理并希望去帮助他；如护士抱起大声哭闹的患儿并轻拍他，会使患儿有一种安全感，同时也能传递爱的情感。

总之，非语言性沟通有时是无意的，它不像语言性沟通可以更有意识地控制词语的选择，所以非语言行为比语言行为更具有真实性。非语言性沟通和语言性沟通是相互联系的，非语言的信息可以帮助人们判断语言信息的可信度，而非语言的暗示也可以增加语言信息的含义。

# 三、沟通理论在护理中的应用

## （一）阻碍沟通的因素

**1. 个人因素**  包括信息发出者和信息接收者。

（1）身体因素  如沟通双方有年龄、疲劳、疼痛因素，或有失语、耳聋等情况时，都会影响沟通。

（2）情绪状态  沟通双方或一方情绪不稳定，如兴奋、愤怒时，可出现词不达意，非语言性行为过多，影响沟通过程。

（3）知识水平  沟通双方的教育程度存在差异，使用的语言不同，对同一事物的理解不一致，都会影响沟通效果。

（4）社会背景  种族、职业、社会阶层、生活习惯、宗教信仰、文化风俗等的不同，表达思想、感情和意见的方式，对事物的理解和价值观也不同，会影响沟通的顺利进行。

（5）其他  自我概念、个性特征、主观能动性等都是影响沟通的重要因素。

**2. 环境因素**

（1）物理环境  在物理环境中对交流不利的因素第一是噪声，噪声会对护士与患者的沟通产生不利的影响，安静的环境会使沟通更为有效；第二是缺乏隐秘性，在护患沟通中很可能会涉及患者的隐私，护士在与患者交流时要考虑到环境的隐秘性是否良好，条件允许的话最好选择无人打扰的房间；

第三是交往距离，在社会交往中，人们无意识或有意识地保持一定的距离，当个人的空间与领地受到限制和威胁时，人们就会产生防御性反应，从而降低沟通的有效性。一般人际间交往的距离大致分亲密距离、个人距离、社会距离和公众距离四种。

1）亲密距离（intimate distance）：是指交流双方相距小于50cm。如果缺乏思想准备，采取亲密的距离会引起某种程度上的不适。如果护士为患者查体时的距离属于亲密距离，事前要向患者开门见山解释清楚。

2）个人距离（personal distance）：是指交往双方相距在50cm至1m之间，这种距离使护患双方都感到自然和舒适，因为个人距离既能表示良好的护患间帮助关系，又不至于产生某种程度的亲密感，所以个人距离是护患间进行沟通交流的理想距离。

3）社会距离（social distance）：是指交流双方相距在1.3m至4m之间。当护士与同事一起工作时可采用社会距离。此外，医院的建筑环境如果是病房环绕护士站呈放射状分布，将有利于护患沟通与交流。

4）公众距离（public distance）：交往距离在4m以上，是公众场所保持的距离。如演讲、作报告、讲课等，这个距离一般不适用于个人交往。

（2）社会环境 社会因素同样会影响信息的传递，最理想的方法是在与患者正式沟通前，先征求一下患者的意见，交流过程中是否期望有他人在场，如未成年的儿童特别是性格内向的孩子，当护士与他们交流时，他们特别希望有父母的陪伴。

护理服务的质量优劣在很大程度上取决于护患关系的好坏，而良好的护患关系是建立在有效的沟通交流基础之上的。护士只有掌握好沟通交流要素与技巧，才能在与患者交往中建立良好的护患关系，增加护士为患者提供健康服务的有效性。

**3. 沟通技巧因素**

（1）改变话题 护士对谈话内容中觉得没有意义的部分缺乏耐心，而很快地改变话题，或护士忙于工作，而轻易地直接打断谈话，都会阻止患者说出有意义的事情，同时会给患者一种护士不愿意与之交谈的感觉。

（2）主观判断或匆忙下结论 护士不顾及患者的感受而做出主观性的判断，对患者的疑问匆忙下结论，或随意指责患者的说话方式，都会使沟通中断，如"你的想法是错的""你的话毫无根据"等。

（3）虚假、不适当的安慰 当患者需要护士提供心理支持时，如果护士给予一些虚假的、肤浅的、不切实际的宽心话，诸如"不要胡思乱想，肯定会好的"，会给患者一种不负责任，敷衍了事的感觉。

（4）针对性不强的解释 当护士的解释与实际情况和患者的自我感觉不相符合时，会使患者对护士不信任，就难以继续沟通下去，如"这种药治疗你的病效果绝对好"，而实际并非如此。

## （二）掌握恰当的沟通技巧

为使护患沟通顺利进行，护士必须掌握常用的沟通技巧并合理运用。

**1. 倾听** 是通过听觉、视觉途径接收、吸收和理解信息的过程。倾听过程中，除了听他人所说的词句外，更应注意观察说话者的非语言性行为，如语调、面部表情、目光交流、身体姿势等，这样才能真正理解说话者所要表达的信息，也体现对说话者的尊重。具体的技巧有：

（1）全神贯注 应全神贯注地聆听。①与患者保持合适的距离，个人交谈双方相距0.5~1.0m为宜。②让患者有一个放松、舒适的环境和姿势，并注意患者的非语言行为，仔细体会患者的"弦外之音"。③保持目光交流。④避免分散患者注意力的动作，如不时地看表、东张西望等。⑤不随意打断患者的谈话或转换话题。⑥将患者的话听完整，不要急于下结论。⑦及时给予反馈，如轻声说"是""嗯"或点头、微笑等。

（2）核实　为核实自己的理解是否准确可用以下几种方式。①复述：将患者所说的话重复一遍。②意述：将患者的话用自己的语言叙述一遍，但要保持原意。③澄清：将一些模糊的、不明确、不完整的内容弄清楚，如"你的意思是……"等。④总结：用简明扼要的方式将患者所讲述的话重复一遍。

（3）反映　将部分或全部沟通内容回述给患者，尤其是语句中隐含的意义，让患者明确你已理解他的意思，从而保证有效的沟通。

**2. 提问**　在沟通过程中，可以通过提问来获取所需的信息。如护士恰当地提出问题，往往能鼓励患者提供更多、更准确的信息，也有助于护患关系的和谐发展。提问的方式一般有两种：开放式提问和闭合式提问。开放式提问的问题范围广，不要求有固定的回答，如"你今天感觉怎么样？"；闭合式提问的问题范围窄，问题的答案比较有限和固定，通常的回答为"是"或"不是"，如"你是否发热？"提问的技巧有以下几点。

（1）善于组织提问内容　提问内容应少而精，主题明确，适合患者的理解水平，尽量将医学术语解释清楚。

（2）注意提问的时机　一次只问一个问题。某一问题未能获得明确解释前，过早提问既打断患者思路又显得没有礼貌，而过迟提问易产生误解，因此应抓住提问的有利时机，等待双方在都充分表达的基础上再提出问题。

（3）注意提问的语气、语调、语速　提问时，语气生硬、语调过高、语速过快，容易使对方反感，不愿回答；反之，容易使对方心里焦急，不耐烦。

（4）避免诱导式提问和令患者不愉快的提问　要注意提问的方式，如那些指明了自己意向的诱导式提问应避免；一些令患者不愉快的、不愿提起的问题应避免；不可以借助提问，强迫患者同意自己的观点。

**3. 沉默**　在护患沟通中，适当地运用沉默会有意想不到的效果。沉默可以给患者思考的时间，也可以给护士观察患者非语言行为和调整思绪的机会，尤其在患者悲伤、焦虑时，适当的沉默可让患者感觉到护士在认真地听、在体会他的心情。但如果沉默运用不适当，会使护患双方感到不自在，甚至阻碍有效沟通。

**4. 触摸**　是一种常用的非语言性沟通技巧，适当的触摸可以表达关怀、理解、安慰和支持，使情绪不稳定的患者平静下来，也是与视觉、听觉有障碍的患者进行有效沟通的重要方法。但由于沟通双方年龄、性别、种族、社会文化背景、风俗习惯等方面的差异，触摸的方式、部位应有所不同，触摸表达应非常个体化，否则会产生负面影响。常用的方式有握手，抚摸头部、肩部、背部、手臂等。

**5. 自我开放**　就是真诚、坦率地与他人交流沟通。如护士结合自己的经历和生活来交谈，或把自己对情景的想法和感受与患者分享。坦诚地面对患者，有利于取得患者的信任。

**6. 神经语言程序**　是从语言学、心理学、神经生理学、动力学及计算机学发展而来的一种沟通方法，对建立信任与和谐十分有效。其方法是护士与患者沟通时，与对方采取一致的步调，如选择与其相似的姿势、体位，说话时采用与其相似的词汇、语调、语气、语速、语量，甚至面部表情和呼吸速率也与其相协调。这将与患者建立一种信赖关系。

## 自　测　题

**A1 型题**

1. 按照马斯洛的人的需要层次理论，生理需要满足后，则应满足（　　）
   A. 社交需要　　　B. 安全需要
   C. 爱的需要　　　D. 自尊需要
   E. 自我实现的需要

2. 下列哪一项是最先应被满足的需要（　　）
   A. 食物　　　B. 水

C. 氧气　　　　　　D. 睡眠

E. 排泄

3. 根据需要层次理论，下列需要排列优先顺序正确的是（　　）

A. 水电解质平衡、感官刺激、发挥自我潜能、受到赞扬、友情

B. 氧气、活动、免受伤害、良好人际关系、有尊严

C. 尊重、休息、营养、友谊、家庭和睦

D. 睡眠、增加生活乐趣、营养、有尊严、爱情

E. 循环、免受伤害、体温、娱乐、事业有成

4. 关于需要层次理论，下列哪种说法是正确的（　　）

A. 人的需要从低到高有一定层次性，这是绝对固定的

B. 通常是在一个层次的需要被满足之后，更高一层次的需要才出现，并逐渐明显

C. 同一时期个体可存在多种需要，人的行为由这些需要综合决定

D. 当较高层次需要发展后，低层次需要对人的行为影响就消失了

E. 层次越低的需要，满足的方式越有差异

5. 沟通的层次不包括（　　）

A. 一般性沟通　　　B. 事务性沟通

C. 感情性沟通　　　D. 治疗性沟通

E. 共鸣性沟通

6. 影响沟通的环境因素是（　　）

A. 生理因素　　　　B. 情绪因素

C. 物理环境　　　　D. 认知因素

E. 社会文化因素

7. 下列选项中是物理性压力源的是（　　）

A. 就业压力　　　　B. 角色改变

C. 营养不良　　　　D. 放射线

E. 寄生虫

8. 系统按是否与环境相互作用可以分为（　　）

A. 开放系统和闭合系统

B. 人造系统和自然系统

C. 生态系统和社会系统

D. 次系统和母系统

E. 输入系统和输出系统

9. 属于压力源的生物因素是（　　）

A. 暴力　　　　　　B. 化学药品

C. 病毒　　　　　　D. 搬迁

E. 考试

10. 被美国心理学家埃里克森称为"自我同一性阶段"的是（　　）

A. 儿童期　　　　　B. 学龄初期

C. 学龄期　　　　　D. 青春期

E. 成年早期

（柳　伟）

# 第5章
# 护理学理论

一百多年来，现代护理学经过护理专家们的研究和探索，在实践基础上，形成了护理学科自身独立的理论体系，如奥瑞姆的自理理论、罗伊的适应模式、纽曼的健康系统模式、莱宁格的跨文化护理理论、人文关怀理论等。这些护理理论的确立又指导着护理实践工作向着更加专业的方向发展。作为护理学生不但要掌握护理实践技能，还要掌握护理学理论知识，为今后的工作打好理论基础。

## 第1节　奥瑞姆的自理理论

 **案例5-1**

　　李先生，45岁，身高180cm，体重110kg，某外企中层领导，晚上经常加班，嗜烟，喜欢喝咖啡，喜欢吃肉食，缺乏运动，患高血压3年。半个月前因脑出血收治入院，现意识清楚，左侧肢体偏瘫。患者诉睡眠欠佳，担心留后遗症，怕影响工作，并且突然住进医院这样一个陌生的环境中，有些紧张、焦虑。患者渴望尽快恢复肢体功能，尽早康复出院。

　　问题：1. 应用奥瑞姆的自理理论与护理实践的关系，评估患者的自理能力和治疗性自理需求。
　　　　　2. 为患者制订合适的护理计划。

## 一、自理理论的基本内容

奥瑞姆的自理理论由自理理论、自理缺陷理论及护理系统理论三部分组成。

### （一）自理理论

奥瑞姆在该部分主要回答了：什么是自理、人的自理需要有哪些、影响个体自理能力的因素有哪些。

**1. 自理（self-care）**　即自我照顾，是个体为了维持生命，确保自身结构完整和功能正常，增进健康与幸福而采取的一系列自发的调节行为和自我照顾活动。日常生活中始终贯穿着这些活动，健康状况正常的成年人都能自理。但儿童、老人等特殊人群可因各种原由导致自理受限，需要依赖其父母、监护人等完成照顾，称为依赖性照顾。

**2. 自理能力（self-care agency）**　指个体实施自我照顾的能力。该能力的大小受多种因素的影响，如年龄、健康状况、教育和文化背景、生活经历等。同一个人，处于不同的生命发展阶段或健康状况下，自理能力也是不同的。个体的自理能力还可通过实践和学习而不断发展进步。

**3. 治疗性自理需要（therapeutic self-care demand）**　是指个体在某一发展阶段自理需要的综合，包括一般的自理需要、发展的自理需要和健康不佳时的自理需要3个部分。

（1）一般的自理需要　是维持人体基本结构正常与功能完整性有关的需求，是人体生命周期的各个发展阶段都必须满足的需要。主要包括以下六个方面：①充足新鲜空气、水、食物的需要；②控制和协调排泄的需要；③活动、睡眠平衡的需要；④独处和社会交往平衡的需要；⑤避免有害因素的需要，如避免不利环境或辐射伤害等；⑥达到社会认同的发展状态的需要，如体重控制在正常范围。

（2）发展的自理需要　人的生命要经历多个发展阶段，发展的自理需要是与人的发展阶段相关，或发展过程中遭遇不利状况下引发的特殊需要。前者如婴儿期、妊娠期、更年期、老年期等阶段的特殊需要；后者如丧亲、失业、自然灾害等情况下产生的特殊自理需要。

（3）健康不佳时的自理需要 是指个体在遭受疾病、创伤、致残或诊疗过程中产生的生理需要，如糖尿病患者要学会自测血糖，腿部骨折的患者需要学会使用拐杖。健康不佳时的自理需要通常包括：及时就医；认识和应对疾病导致的不利健康因素；正确配合治疗；认识和应对因治疗护理引发的不适；接受患病的事实，适应患者角色；适应患者角色下生活的改变等。

### （二）自理缺陷理论

自理缺陷理论着重阐述了个体什么时候需要护理。该部分是奥瑞姆自理理论的核心内容。奥瑞姆认为在某一特定的时间内，个体有特定的自理能力及自理需要，当个体的这种自理需要大于自理能力时就出现了自理缺陷。这时，个体为恢复平衡就需要借助外界的力量，即护士的帮助。因此，自理缺陷的出现是个体需要护理照顾和帮助的原因（图5-1）。

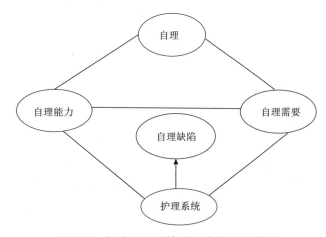

图 5-1 奥瑞姆自理缺陷理论结构示意图

### （三）护理系统理论

奥瑞姆将护理系统定义为一种行为系统，由护士提供照顾的护理行为和患者自身的自理行为两部分构成。护理系统理论解释了如何提供护理介入和帮助的问题。奥瑞姆指出通过护理系统来帮助自理缺陷的个体实现自理需要。并将护理系统分为全补偿护理系统、部分补偿护理系统和辅助-教育系统。

**1. 全补偿护理系统** 护士需要提供全面的护理帮助，此类患者完全没有能力满足自理需要。护士的角色为完全替患者做。常见于如下情况：①患者在体力和意识上均无法完成自理活动，如昏迷患者。此时需要护士提供全面的护理帮助，以满足其所有的自理需求。②患者清楚知道自己的自理需求，但体力上无法完成，如截肢患者。③患者体力可以完成自理活动，但由于精神或智力障碍，而无法判断或决定个体的自理需求，如严重精神分裂症患者。

**2. 部分补偿护理系统** 是指患者可部分完成自理活动，部分需要护士介入和帮助。在此过程中，护士和患者共同协作完成患者的自理活动，双方均起着重要作用。护士的角色为帮助患者做。如上肢术后的患者可以自己下床活动，但需要别人协助其自己洗脸、刷牙、进食等。

**3. 辅助-教育系统** 患者具有完成全部自理活动的能力，但部分自理能力需要通过学习才能获得，此类患者需要在护士指导下做出决策、控制行为和学习相关的知识与技能。护士的角色是为患者提供教育与支持。如教会高血压患者掌握监测血压的方法，提供饮食治疗、遵医嘱服药等相关知识。

护理系统是动态变化的行为系统。选择什么护理系统，要依据患者的自理能力和自理需要。同一患者的不同疾病阶段，自理能力和自理需求处于动态变化中，因此所选择的护理系统就不同，作为护士要做好动态调整。

**链接　多罗西娅·奥瑞姆简介**

多罗西娅·奥瑞姆（Dorothea Orem）作为国际著名的护理理论家，一生护理经历非常丰富。她出生于美国马里兰州（Maryland），毕业于美国华盛顿特区普罗维登斯医院护理学校，后在美国天主教大学先后取得护理学学士学位和护理教育硕士学位。其间从事过医院多个科室的护理工作、护校内任教、主管过护士培训工作等，这些角色和丰富的护理实践经验为自理理论的创建奠定了坚实基础。1971年，其出版发行了《护理：实践的概念》（*Nursing：The Concept of Practice*）一书。在该书中奥瑞姆系统地阐述了自理理论。

## 二、自理理论与护理的四个基本概念

### （一）人

奥瑞姆认为，人不同于动物，是有自理能力的个体。人的自理能力是通过后天学习而获得的。但由于生命的不同发展时期、疾病或其他原因，人都会经历自理受限的阶段，而不能照顾自己，就产生了自理不足，此时需要他人的帮助。

### （二）健康

奥瑞姆自理理论支持 WHO 对健康的定义，即健康不仅是没有躯体疾病和躯体缺陷，而且是生理、心理和社会文化的良好适应状态。

### （三）环境

奥瑞姆指出环境是除人以外的所有可以影响人的自理能力的周围因素，包括物理、心理、社会等因素。

### （四）护理

护理的主要工作为预防个体自理缺陷发展，和为有自理缺陷的个体提供帮助和照顾活动。护士根据个体的自理能力提供不同的自理需求。在护理过程中，护士需具备特殊的技能，如人际交往能力、协调能力等。

## 三、自理理论与护理实践的关系

奥瑞姆自理理论是目前临床应用最为广泛的护理理论之一，在临床护理实践、护理教育、护理科研等各个领域应用广泛。该理论与实践相结合，形成了以自理理论为框架的护理工作程序，此程序可分为三步来实施。

### （一）诊断与处置（diagnosis and prescription）

护士通过收集资料，评估患者的自理能力和自理需要等情况，分析和判断患者目前有哪些治疗性自理需要、自身具备哪些自理能力、是否有自理缺陷等，以确定患者为何需要护理帮助，需要哪些护理帮助。

## （二）设计及计划（design and plan）

护士根据患者的自理能力和治疗自理需要，选择合适的护理系统，在该护理系统下设计详细的护理计划，拟定相应的护理措施。奥瑞姆提供了五种护理方式：替患者做；指导患者做；为患者提供生理和心理支持；提供促进患者发展的环境；提供与自理相关的知识和技能教育。

## （三）实施与评价（management and evaluation）

护士根据护理计划，对患者提供护理措施，通过评价了解护理效果，再根据患者的自理需要和自理能力的改变，调整所选择的护理系统，修改护理计划。

# 第 2 节　罗伊的适应模式

 **案例 5-2**

患者，女，28 岁，于昨日行剖宫产手术，初产妇。

**问题**：以罗伊的适应模式为指导为该患者进行护理评估，应重点评估哪些内容？

罗伊在适应模式中指出人是一个复杂适应能力系统，能够不断适应内外环境的变化。阐述了人适应环境变化的适应机制、适应方式和适应过程。护理的最终目的就是促进人的适应反应和提高人的适应性。该适应模式在现代护理发展领域有着深入而广泛的影响力。

 **链接** 卡莉斯塔·罗伊简介

卡莉斯塔·罗伊（Callista Roy），美国当代著名的护理理论家、科学家、护理教授、作家等。2007年获评美国护理科学院当代传奇人物。主要理论著作有：《护理学导论：一种适应模式》《罗伊适应模式》《罗伊适应模式的核心》《护理知识发展与临床实践》《发展中域理论：从证据到实践》等。

## 一、适应模式的基本内容

适应是适应模式的核心，适应模式认为人是一个整体性的适应系统。在结构上适应系统分为五部分，即输入、控制、效应器、输出和反馈。输入由刺激和个体的适应水平组成；控制过程即个体面对刺激采取的应对机制，包括生理和认知调节机制，这两对调节机制作用下形成 4 种适应方式（效应器），即生理功能、自我概念、角色功能和相互依赖；输出为个体对刺激产生的行为，分为适应反应和无效反应。而适应反应和无效反应又作为新的刺激反馈输入此系统（图 5-2）。

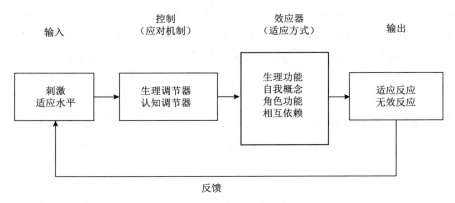

图 5-2　罗伊的适应模式结构图

## （一）输入

**1. 刺激（stimuli）** 是内部环境或外部环境中能刺激个体发生反应的信息、物质或能量单位。罗伊将环境中的刺激分成三种：

（1）主要刺激 个体当前直接面临的、能引发个体做出适应反应的内外部刺激。主要刺激并不是一成不变的，它处于动态变化中。如外科手术后的患者，主要刺激为疼痛，但随着时间推移和病情转归，疼痛程度会减轻，患者将不再关注疼痛，疼痛也将不再是主要刺激。

（2）相关刺激 指内外环境中，除主要刺激外，能引起个体产生反应的其他刺激。相关刺激对个体可产生正性或负性影响。如新入院的糖尿病患者，对血糖升高的担心是引起其睡眠型态紊乱的主要刺激，其他如对住院环境不熟悉、床上用品不舒适等是相关刺激，而相关刺激会强化患者的睡眠型态紊乱。

（3）固有刺激 是指原有的、构成本人特征的刺激，这些刺激可能对当前的行为有影响，但其影响不确切或未得到证实，如个体的经验、性格、嗜好、文化背景等。如一位高血压患者，引起血压升高的相关刺激包括情绪变化、气温的变化等，固有刺激可能有家族遗传史、饮食习惯等。

**2. 适应水平（adaptive level）** 指个体所承受或应对刺激的范围和强度，个体的适用水平在一定范围内。刺激的数量和强度在个体的适应水平之内，将输出为适应反应；反之，超出个体的适应水平，将输出为无效反应。个体的适应水平并非一成不变，而是受机体发展水平和应对机制等的影响处于动态变化之中。

## （二）控制过程

控制过程即个体面对内外环境的刺激，内部控制的过程，即应对机制。罗伊将个体的应对机制分为如下两种。

**1. 生理调节（physiological regulation）** 正常个体先天即具备的应对机制，通常通过神经-化学介质-内分泌系统完成。如在寒冷的环境下，个体通过打寒战来增加产热，以维持正常体温。

**2. 认知调节（cognitive regulation）** 正常个体通过后天大脑的学习、判断，即信息处理等而习得的应对机制。如个体感冒时，可能会采取去药店买感冒药、多休息、多饮水等应对方法。

## （三）适应方式

适应方式指上述两种应对机制作用于效应器，个体的反应和表现，罗伊将其分为四个方面。

**1. 生理功能（physiological mode）** 与维持个体生理完整性相关的适应方式，如氧气、营养、排泄、活动及休息、保护、水电解质平衡、正常的神经及内分泌功能等。

**2. 自我概念（self-concept mode）** 与维持个体心理健康完整性相关的适应方式，反映个体对自身在某个时间点上对自己的感觉、评价和信念。

**3. 角色功能（role function mode）** 为了维持个体的社会功能完整性的适应方式，反映个体在社会中所承担角色的履行情况。个体可同时承担多个角色。可将其分为以下几种。

（1）主要角色 为最基本的角色，是人的性别和年龄等不可选择的因素相关的角色。

（2）次要角色 为可选择的、较持久的角色，是个体社会功能的体现。如领导角色、父亲角色等。

（3）临时角色 为个体在临时性时间点或场所被赋予的角色。如班长、组长等。

**4. 相互依赖（interdependence mode）** 为个体面对内外环境中难以应对的刺激时，常需要在其重要关系人和各种支持系统中寻找帮助和支持的适应方式。该适应方式反映个体人际关系的完整性。

## （四）输出

输出是个体对内外环境的刺激，通过调节与控制，最终产生的行为。输出性行为分适应反应和无效反应。维持人的完整性需要适应反应；无效反应会威胁和阻碍人的完整性。因此护理要以促进个体的适应反应，减少或消除无效反应为目的，进而恢复和维持个体的健康状态。

## 二、罗伊对护理四个基本概念的论述

### （一）人

罗伊认为，人不但具有生物、心理和社会属性，还是一个开放的整体适应系统。为维持个体的完整性，机体必须不断与内外环境进行物质、信息及能量的交换，以适应不断变化的环境。适应既是维持个体完整性的过程，又是维持个体完整性的结果。

### （二）健康

罗伊认为健康是个体促进和维持个体完整性的状态的过程。健康与疾病，反映了人与环境的适应情况。面对内外环境的变化，个体表现为适应反应时，个体就可保持健康。反之，表现为无效反应，就会处于疾病状态。

### （三）环境

罗伊认为，环境是由人体内部和外部的所有刺激构成，环境因素可大可小，可为积极的，也可为消极的。个体需要付出更多精力和能量去适应环境的变化。

### （四）护理

罗伊认为，护理的最终目标是促进适应反应，减少或消除无效反应。护士需运用专业知识和沟通协调能力，采取控制各种内外环境的刺激、扩大个体的适应水平等措施，促使个体的适应反应。

## 三、适应模式与护理实践的关系

罗伊适应模式被广泛地应用在临床护理实践中，她认为护士的主要任务是采取各种方式控制影响服务对象的刺激，扩大服务对象的适应范围，改善服务对象的适应方式，促进服务对象的适应。根据适应模式，将护理的工作方法分为六个步骤，包括一级评估、二级评估、护理诊断、护理目标、护理干预和护理评价。

### （一）一级评估

一级评估即行为评估，护士收集与个体四种适应方式（生理功能、自我概念、角色功能和相互依赖）有关的行为。收集的方法可以多样化，比如观察、交谈、检查等，并鉴别出适应反应和无效反应。四种适应方式的适应反应和无效反应表现见表 5-1。

表 5-1 四种适应方式的适应反应和无效反应表现

| 适应方式 | 适应反应表现 | 无效反应表现 |
| --- | --- | --- |
| 生理功能 | 营养、氧气、排泄、休息与活动、感觉、水电解质失衡、内分泌功能及神经功能 | 缺氧、休克、水电解质紊乱、营养不良、呕吐、腹泻、腹胀、大小便失禁、尿潴留、失用性萎缩、失眠、昏迷、瘫痪、压力性损伤（压疮）等 |
| 自我概念 | 能够感知和正确评价躯体自我和人本自我 | 自我形象紊乱、自卑、自责、焦虑、无能为力、失落等 |
| 角色功能 | 个体能在社会、家庭及单位中承担各种角色 | 角色差距、角色转移、角色冲突、角色失败等 |
| 相互依赖 | 对重要关系人或在支持系统中，个体具有给予及接受爱和帮助的能力 | 分离性焦虑、孤独、无助、交往障碍和人际沟通障碍等 |

## （二）二级评估

二级评估即刺激评估，护士收集并评估内外环境中引发个体行为改变的三种刺激因素，并识别出主要刺激、相关刺激和固有刺激。三种刺激的鉴别见表 5-2。

表 5-2　三种刺激的鉴别

| 三种刺激 | 特点 | 举例 |
|---|---|---|
| 主要刺激 | 对系统整体影响最大的因素 | 患病、住院、分娩等 |
| 相关刺激 | 可视为诱因<br>对系统的输出行为有影响的因素 | 饮酒、吸烟、压力、睡眠等 |
| 固有刺激 | 对系统的输出行为尚不确定的因素 | 性别、性格、文化背景、经历等 |

## （三）护理诊断

护理诊断是针对个体的适应状态的陈述或诊断。通过确定无效反应和引起个体反应的三种刺激，推断并提出主要护理问题或护理诊断。

## （四）护理目标

护士以患者为中心，对护理干预后的预期效果做出详细的描述，明确护理目标便于对护理措施进行客观评价。该目标必须是可实现的、可测的或可观察到的。

## （五）护理干预

护理干预即护士为患者制订护理措施并实施护理措施。罗伊从两方面设计护理干预措施。

**1. 改变刺激**　消除、改变、增强、减弱刺激，使刺激在个体适应范围内。

**2. 扩大个体的适应水平**　了解个体生理调节和心理应对的能力和特点，给予针对性的支持和帮助。

## （六）护理评价

护士继续进行一级评估和二级评估，将收集的干预后个体的行为改变与目标行为相比较，确定护理目标的达成情况。如未达到预期目标，可依据评价结果，进一步修订调整护理目标、护理干预方案。

# 第 3 节　纽曼的健康系统模式

案例 5-3

　　丁某，女，45 岁，某三级医院外科主任，工作涉及临床、教学、科研和管理等方面，任务多，责任大，晚上经常加班。家有女儿今年高考，丁某丈夫为某公司高管。丁某最近在体检中发现其血压为 160/95mmHg，自述无特殊表现，但有高血压家族史，父亲死于脑卒中。

　　问题：1. 结合纽曼的健康系统模式，思考丁某目前存在哪些压力源？

　　　　　2. 对丁某采取三级预防体系中的哪级预防？

　　　　　3. 具体干预措施有哪些？

　　贝蒂·纽曼（Betty Neuman）1970 年首次在《护理研究》杂志提出健康系统模式，该模式以开放系统为基础，阐述了两方面内容：个体系统对压力源的反应；如何运用三种预防措施来维持或恢复个体系统的平衡。该模式广泛应用于指导社区精神护理及公共卫生护理等。

贝蒂·纽曼是美国杰出的护理理论家、精神卫生护理领域开拓者。曾从事护理临床、护理教育以及社区护理等工作，在精神卫生护理领域做出突出贡献。理论著作《纽曼的系统模式：在护理教育和实践中的应用》于1982年出版，后多次修订和完善。

# 一、健康系统模式的基本内容

纽曼的健康系统模式着重从以下四个方面进行了阐述，即与环境互动的人、压力源、个体面对压力做出的反应以及对压力源的预防措施。

## （一）人

健康系统模式认为人是一个与环境持续互动的、开放的个体系统（client system）。该系统是由生理、心理、社会文化、生长与精神五个变量与内外环境相互作用和制约组成的动态整体。用一个基础结构核心和外层的三层防御体系的一系列同心圆来表示其结构（图5-3）。

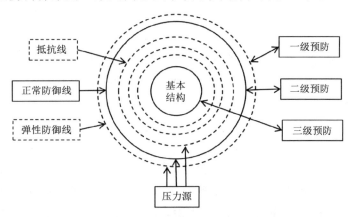

图5-3 纽曼的健康系统模式示意图

**1. 基本结构（basic structure）** 即能量源，由与生物体维持生存相关的基本因素组成，纽曼认为所有生命体都有这些共同的特征。关于人类，这些基本结构可以是解剖结构、生理功能、基因类型、反应类型、自我概念、认知能力等。

**2. 抵抗线（lines of resistance）** 在纽曼的健康系统模式示意图中，紧贴基本结构外层的一系列虚线圈为抵抗线。抵抗线包括免疫功能、适应行为、适应性生理机制等。功能为保护个体基本结构稳定、完整及功能正常和恢复正常防御线。抵抗线的强弱因人而异，因个体健康状况而异。当压力源入侵时，抵抗线被激活，若抵抗线功能可以有效发挥，它可以促使个体恢复到正常防御线的健康水平；若抵抗线功能失效，可导致个体能量源损耗，甚至死亡。

**3. 正常防御线（normal line of defense）** 在纽曼的健康系统模式示意图中，抵抗线外层的实线圈，位于弹性防御线和抵抗线之间。是生长发育过程中，个体与内外环境持续互动中形成的，对内外环境刺激的正常的、稳定的反应范围。功能为维持个体系统的健康状况。当弹性防御线无法抵抗内外环境的压力源入侵时，压力源会作用于正常防御线，引发应激反应，表现为健康状况下降或疾病等。正常防御线是动态的。健康水平增高时，正常防御线扩展；反之，则正常防御线萎缩。

**4. 弹性防御线（flexible line of defense）** 在纽曼的健康系统模式示意图中，弹性防御线为最外层虚线圈，是一个保护性的缓冲系统，以防止外界压力源的直接入侵，保护正常防御线。主要功能是保护系统免受压力源的干扰。一般情况下，弹性防线距离正常防御线越远，弹性防御线越宽，其缓冲、保护作用就越强。其受个体生长发育状况、身心状况、认知能力、社会文化、精神信仰等影响。

三条防御线及基本结构的相互关系：弹性防御线保护正常防御线，抵抗线保护基本结构。当个体遇到来自内外环境的压力源时，弹性防御线被首先激活，若弹性防御线抵抗无效，正常防御线就会受到侵犯，个体发生应激反应，此时，抵抗线也被激活，若抵抗有效，个体就可恢复健康状态。

### （二）压力源

压力源指来自内外环境，可引发个体稳定与健康平衡状态失衡的所有刺激。纽曼将压力源分为以下三类：

**1. 个体内部压力源（intrapersonal stressor）**　指来自个体内部、与个体的内环境有关的压力源，如愤怒、悲伤、孤独、疾病、自尊受损、疼痛等。

**2. 人际间压力源（interpersonal stressor）**　指来自于两个或两个以上个体之间，在近距离内作用的压力源，如家庭关系、上下级关系、护患冲突等。

**3. 个体外部压力源（extrapersonal stressor）**　是指发生于个体系统外、距离比人际间应激源更远的压力，如经济状况欠佳、居住环境改变、社会医疗保障体系的改变等。

### （三）反应

对压力及压力反应的阐述，纽曼认同"压力学之父"汉斯·塞里的描述。同时纽曼强调了两方面：一是压力反应是生理、心理、社会文化、精神与发展多方面的综合反应；二是压力反应对个体的影响可以是负性的，也可以是正性的。

### （四）预防

健康系统模式中，通过控制压力源和增强个体的防御能力，以维持和恢复个体的健康状况是护理活动核心功能。因此，护士应根据护理对象系统对压力源的反应采取三级不同水平的预防措施。

**1. 一级预防（primary prevention）**　适应于压力源反应尚未发生时。目的为减少和控制压力源，防止压力反应发生。具体措施为识别压力源，增强个体系统的防御系统。如预防接种、加强锻炼身体、保持膳食均衡等。

**2. 二级预防（secondary prevention）**　适用于压力源已穿过正常防御线，个体已发生压力反应时。目的为减轻和消除压力反应，保护基本结构。具体措施为发现早期病情、形成护理诊断，制订目标、干预措施以及评价标准等。

**3. 三级预防（tertiary prevention）**　适用于个体的基本结构已经遭到破坏后。目的是加强抵抗线。三级预防的具体措施与一级预防相似，可通过健康教育等协助预防压力反应重复产生，促使个体系统重返健康状态。

## 二、纽曼对护理四个基本概念的论述

### （一）人

纽曼对人的阐述，见前面系统模式主要内容中的表述。

### （二）健康

健康是个体系统在压力源的正常反应下所处的动态平衡状态。当机体基本结构稳定，对外界的压力源调节适应能力强时，个体的完整性、稳定性增强，逐步走向强健；反之，个体的完整性、稳定性减弱，健康渐逝，并逐渐走向衰竭、消亡。

## （三）环境

所有影响个体的内外环境因素均属于环境。人体内部的、外部的、人际间的压力源是环境的重要组成部分。

## （四）护理

纽曼认为护理的目标是通过有目的的干预来减少压力源，避免可能产生的压力反应，以帮助个体、家庭和群体获得并保持尽可能高的健康水平。

## 三、健康系统模式与护理实践的关系

纽曼的健康系统模式是以护理诊断、护理目标和护理结果为步骤的护理工作程序。

### （一）护理诊断

护士首先对个体基本结构、各防线的特征、压力源进行评估，并分析个体在生理、心理、社会文化、精神与发展各个方面对压力源的反应及其相互作用，最后推断个体偏离健康的问题，即护理诊断，并按轻重缓急排出优先顺序。

### （二）护理目标

纽曼指出利用三级预防原则指导制订护理干预措施。

### （三）护理结果

护理结果即护士对护理效果的评价。评价的内容有：个体内、个体外、人际间压力源是否发生了变化；压力源本质及优先顺序是否改变；机体防御功能是否有所增强；压力反应症状是否有所缓解等。评价结果可以为进一步修订和调整护理计划和护理措施提供参考。

# 第4节 莱宁格的跨文化护理理论

马德琳·莱宁格（Madeleine Leininger）于 1985 年首次提出了跨文化护理理论。该理论重点是文化，核心是跨文化护理和人类护理关怀，指出护士通过全面评估自身及服务对象的宗教、种族、性别、职业、社会地位等文化背景因素，为不同文化背景的服务对象提供科学系统的、符合其文化需求的、个性化的护理关怀。

链接 马德琳·莱宁格简介

马德琳·莱宁格是美国著名的跨文化护理理论学家。20 世纪 50 年代中期开始跨文化护理研究，是第一位以专业护士身份获得人类学博士的人。代表性著作：《跨文化护理：概念、理论、研究和实践》《护理与人类学：两个交织的世界》《关怀：人类的基本需要》《文化关怀的多样性与普遍性：一个护理理论》《关怀：护理与健康的本质》等。

## 一、跨文化护理理论的基本内容

### （一）主要概念

**1. 文化（culture）** 是人类通过学习、共享和传播等方式形成的、世代相传的生活方式、价值观、信仰、道德标准等的总称。

**2. 关怀（caring）**    是护士为有需求的个体提供帮助、支持性和促进的活动，以促进个体或群体维持机体状况、生活方式及正确地面对伤病。分为一般关怀和专业关怀。

（1）一般关怀    由专业人士或非专业人士提供，通过学习、模仿等方式获得的传统的或固有的文化关怀知识与技能。

（2）专业关怀    由专业人士提供，通过规范学习获得的传统的或固有的文化关怀知识与技能。

**3. 文化关怀（culture caring）**    是通过一些符合文化的、能被接受和认可的价值观、信念和定势的表达方式，为个体或群体提供与文化相适应的综合性帮助和支持的行为。文化关怀的特点为多样性和统一性。多样性指同一文化内部或不同文化之间、同一群体内部或不同群体之间及个体之间的文化关怀存在差异性；统一性指人类在关怀的意义、定势、价值、标志及关怀方式等方面具有相似性或共性。

**4. 跨文化护理（transcultural caring）**    莱宁格认为护士通过文化环境和文化为服务对象提供护理关怀，使其处于良好的心理状态，以利于健康。在实施时可采用以下几种方法。

（1）文化关怀保持    为特定群体或个体提供帮助的、支持的、促进性的专业文化行为，以维持其有利的、积极的价值观、信仰和生活方式。

（2）文化关怀调试    为特定群体或个体提供帮助的、支持的、促进性的专业文化行为，以帮助其适应其他文化或在不同文化中与他人协作。

（3）文化关怀重建    为特定群体或个体提供帮助的、支持的、促进性的专业文化行为，以改变其价值观、信仰与生活方式，使其有利于健康。

**5. 与文化相适应的关怀**    为特定群体或个体提供与其价值观、信仰和生活方式相适应的护理关怀。如护士通过文化关怀保持、文化关怀调试或文化关怀重建等策略，为群体或个体提供与其文化相匹配的护理关怀服务。

## （二）理论内容

莱宁格将跨文化护理理论框架，形象地描述为一幅犹如太阳升起的"日出模式"（图 5-4）。通过此图不但可以帮助读者研究和理解该理论的组成部分在不同文化中是如何影响个体、家庭和群体的健康状况的，还可以帮助读者研究和理解如何运用跨文化理论开展护理关怀。"日出模式"分为 4 层。

**1. 第一层：世界观和文化社会结构层**    也称超系统，描述文化关怀、世界观、文化社会结构及相互关系。社会结构指特定文化的构成要素，如技术因素、宗教哲学因素、亲朋关系与社会因素、价值观、生活方式、政治因素、经济因素、教育因素等。文化关怀、世界观是文化社会结构的基础，三者相互关联、相互影响、相互制约。

**2. 第二层：文化关怀与健康层**    显示不同文化背景和环境下的文化状态及表达方式，解释不同社会结构决定了不同的健康观念，群体或个体的健康观念又受社会结构的影响和制约。

**3. 第三层：健康系统层**    阐述一般关怀、专业关怀和护理关怀三个健康系统的特点、关怀特色和相互关系。三个系统相互关联、影响和制约。护理关怀大多数来源于专业关怀，小部分来源于一般关怀。一般关怀和专业关怀利于护理关怀的实施。

**4. 第四层：护理关怀决策和行为层**    针对不同的文化，通过护理文化关怀维持、调试和重建三种护理决策和行为，为服务对象提供与文化相适应的护理关怀。有利于健康的文化，采取文化关怀保持；对健康不协调的文化，有利的方面采取文化关怀保持，不利的方面采取文化关怀调试；与健康有冲突的文化，需要改变或重建文化生活方式。

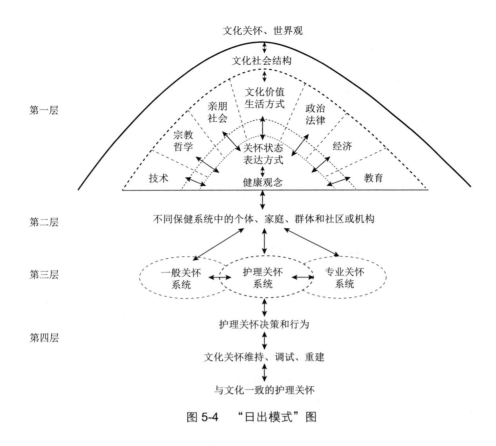

图 5-4 "日出模式"图

# 二、跨文化护理理论与护理实践

根据"日出模式"来执行护理程序，可为服务对象提供与文化相适应的护理关怀。

## （一）护理评估

护士通过语言或非语言的方式，收集与文化有关的资料，即"日出模式"第一、二层资料，包括以下两点。

**1. 评估第一层** 即通过收集服务对象的生活环境、宗教信仰、亲朋关系、社会关系、价值观、生活方式、政治背景、经济背景、教育背景等信息，评估服务对象相关的文化氛围、社会结构和世界观。

**2. 评估第二层** 即评估服务对象的身体和心理状况及对一般关怀、专业关怀的期望值。从而选择与服务对象背景相符合的护理关怀。

## （二）护理诊断

护理诊断对应"日出模式"的第三层。找出跨文化护理中的差异，并据此做出护理诊断。

## （三）护理计划和实施

护理计划和实施对应"日出模式"的第四层。根据服务对象的不同文化背景，采用文化关怀维持、调试和重建，在护理关怀决策和行为层实施计划和行动。

## （四）护理评价

"日出模式"虽没有评价环节，但要求护理关怀模式要与服务对象的文化背景相适应，要对护理关怀进行系统评价。

# 第 5 节　人文关怀理论

　　人文关怀是一个哲学范畴的概念，它源于 14~16 世纪意大利兴起的文艺复兴运动，人文主义的内涵得以彰显。人文关怀又称人性关怀或关怀照护。人文关怀是对人的生命与生存质量的关注，对人应有的人格、尊严和需求的肯定，它集中表现为对人文精神价值的弘扬和对人性的根本关怀。人文关怀已应用于多个领域，本书仅就护理领域进行探讨。吉恩·华生首先将护理与人文关怀相结合，目的是要帮助他人达到生理、精神、灵性及社会文化的健康。

## 一、人文关怀理论的基本内容

### （一）主要概念

　　**1. 关怀**　包含照顾、同情、关心、帮助等意思。目前已应用于护理、社会工作等多个领域，因此不同领域的学者对关怀的理解不尽相同。

　　马德琳·莱宁格和吉恩·华生分别在 1975 年和 1979 年正式提出护理关怀的概念："关怀是护理学的本质"。后来护理学家们从不同的视角和理论基础出发，对护理关怀提出了不同的定义，但普遍认为包含如下五个方面。

　　（1）关怀是人性的本质，但在不同的文化背景下，对关怀的理解及表达方式存在差异。

　　（2）关怀是道德规范，人文关怀以保护、促进及保留人类的尊严为目的。

　　（3）关怀是人类情感的自然表达。

　　（4）关怀是人际间的一种互动，可提供人性化护理并能深化整体护理。

　　（5）关怀是治疗行为，为达到治疗目的可采用倾听、触摸、安慰等技巧。

　　**2. 护理关怀**　是一种职业关怀，以患者的健康为目的，并从整体观念出发，为患者提供符合个人独特需要的关怀。

### （二）关怀理论

　　**1. 华生的护理关怀理论**　吉恩·华生认为关怀是护理的一种道德观念，是一种人际间的治疗过程，以达到促进人类健康，保留人类尊严为目的，其内涵包括：对人信念的秉承，尊重患者的个别性，真正了解临床情境，做到与患者同在。

　　关怀活动分为表达性活动和操作性活动。表达性活动指提供情绪上的支持活动，如情感上的共情等。操作性活动指提供护理服务，以减轻病痛，如提供疾病的治疗措施。

　　华生认为护理活动是科学性和人文性的结合，而护理活动的核心和本质是人性关怀。人性关怀的实现需要护士按照人性关怀的 10 个要素来完成。护理的目标是促进个体达到"身体、心理、心灵的最高和谐境界，从而实现自我学习、自我尊重、自我康复、自我照护，同时允许个体差异的存在"。

　　10 个关怀照护要素为：①形成人文利他主义的价值系统；②为患者灌输信念和希望；③培养对自我和对他人的敏感性；④建立帮助—信任的关系；⑤促进并接受表达正性和负性的感受；⑥在决策中系统应用科学的解决问题的方法；⑦促进人际间的教与学；⑧提供支持性、保护性、矫正性的生理、心理、社会文化和精神的环境；⑨帮助患者满足个人的需求；⑩允许存在主义现象学力量的影响。

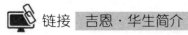 链接　吉恩·华生简介

　　吉恩·华生（Jean Watson），美国著名护理学家。代表性著作：1979 年发布理论著作《护理：关

怀的哲学和科学》，1985年出版第二本专著《护理：人性的科学和人性的照护》。

---

**2. 斯旺森的人性关怀理论** 护理关怀是护士以关怀爱护的方式，与服务对象建立护患关系，在此过程中护士感受到个人对服务对象的责任及义务。

护理关怀包括五个环节。

（1）知晓 护士通过评估，从患者视角了解患者对某事件的经历或感受，以及事件对患者的影响。

（2）共处 护士与患者相处，并提供精神和情感上的支持。

（3）代替做 在保护患者人格尊严的同时为患者提供所需的服务。

（4）赋能 护士帮助患者度过生活的突变带来的冲突，并鼓励患者去解决问题，使患者学会相关知识和技能。

（5）保持信念 护士通过关怀让患者相信自己能够克服生活上的突变及相关事项，使患者保持乐观、积极的态度。

## 二、人文关怀理论与护理实践

人文关怀理论这种以患者为中心的护理模式也已逐渐应用于临床护理实践中，并取得了良好的护理效果，具有强大的生命力和深远的意义。

### （一）临床护理

人文关怀理论在不同的场所和不同的护理对象中得到证实。为护理人员的实践活动提供了有意义的道德和理念基础，它强调沟通技巧、人际互动、关注护士和患者等人性化照护过程，以促进健康和康复。目前在临床护理领域应用较为广泛，包括重症监护室、新生儿重症监护室、儿科病房、老年护理病房。护理对象包括心肌梗死、肿瘤、获得性免疫缺陷综合征（艾滋病）、精神分裂症、老年、儿童、白血病患者等。

### （二）护理教育

人文关怀理论不仅应用于临床实习护生、临床护士的教育，同时也广泛应用到了学校教育，作为本科护理专业必修的内容，以及以理论作指导进行课程设置，其基本概念还被很多国家的护理界应用。

### （三）护理研究

人文关怀理论是很多研究护患关系、多元文化护理的质性研究所依据的理论基础。然而该研究比较抽象，其中很多内容很难具体化，在护理研究方面的应用需要做进一步的探索。

---

**✚ 医者仁心**

**南丁格尔奖章获得者吴欣娟**

2003年，严重急性呼吸综合征（SARS，简称非典）疫情肆虐时，吴欣娟带领着北京协和医院的护士迅速投入到抗击SARS的战役中，与护士们一起奋战在抗击SARS的最前线，护理SARS患者300余人，实现了全院护士SARS"零感染"，她被评为"首都防治非典工作先进个人""中国医学科学院防治非典型肺炎优秀共产党员"。在吴欣娟心里，护士就是能在患者最关键的危难时刻，立即挺身而出和他们共命运。作为护理行业的领头人，她几十年如一日，于平凡中完成各项工作。2011年，她获得了由红十字国际委员会授予的南丁格尔奖章。

# 自测题

## A1 型题

1. 规律的休息和睡眠属于机体防御结构的（　　　）
   - A. 正常防御线
   - B. 基本结构
   - C. 抵抗线
   - D. 应变防御线
   - E. 组织结构

2. 根据护理理论的着重点不同，罗伊的适应理论属于（　　　）
   - A. 以需要及问题为中心的护理理论
   - B. 以护患关系为中心的护理理论
   - C. 以系统为中心的护理理论
   - D. 以能量源为中心的护理理论
   - E. 以沟通为中心的护理理论

3. 脑卒中后的早期康复指导属于（　　　）
   - A. 一级预防
   - B. 二级预防
   - C. 三级预防
   - D. 临床前期预防
   - E. 临床治疗

4. 奥瑞姆自理理论的核心是（　　　）
   - A. 自理结构
   - B. 自理缺陷理论
   - C. 护理系统模式
   - D. 护理实践
   - E. 护理理论

5. 根据纽曼的健康系统模式，下列描述正确的是（　　　）
   - A. 基本结构处于非核心部分
   - B. 弹性防御线紧贴于抵抗线
   - C. 正常防御线紧贴机体基本结构
   - D. 正常防御线紧贴抵抗线外
   - E. 弹性防御线处于核心部分

6. 根据奥瑞姆的自理理论，指导糖尿病患者自我注射胰岛素采用的是下列哪项（　　　）
   - A. 全补偿系统
   - B. 部分补偿系统
   - C. 支持—教育系统
   - D. 健康教育
   - E. 协作互动

7. 罗伊的适应模式中的应对机制包括（　　　）
   - A. 生理调节、心理调节
   - B. 生理调节、认知调节
   - C. 生理调节、环境调节
   - D. 内环境调节、外环境调节
   - E. 神经调节、内分泌调节

8. 跨文化护理理论的创立者是（　　　）
   - A. 纽曼
   - B. 罗伊
   - C. 奥瑞姆
   - D. 莱宁格
   - E. 南丁格尔

9. 莱宁格的跨文化护理理论的主要概念不包括（　　　）
   - A. 文化
   - B. 关怀
   - C. 文化关怀
   - D. 护理关怀
   - E. 跨文化护理

10. 属于"日出模式"第一层的内容是（　　　）
    - A. 世界观和文化社会结构层
    - B. 文化关怀与健康层
    - C. 健康系统层
    - D. 护理关怀决策层
    - E. 护理关怀行为层

（张　晋）

# 第 **6** 章 护理程序

## 第1节 概　述

护理程序（nursing process，NP）是一种系统而科学地安排护理活动的工作方法。它是护士根据不同护理对象的需要进行的一系列有计划、系统而全面的整体护理，包括全面评估及分析护理对象生理、心理、社会、文化、精神等方面的需要，根据需要制订并实施相应的护理计划，评价护理效果，从而使患者得到完整的、适应个人需要的护理。护理程序是护理专业独立性和科学性的体现，为护理学向科学化、系统化的方向发展奠定了一定的科学基础。

### 一、护理程序的概念与发展史

#### （一）护理程序的概念

护理程序是一种有计划、系统而科学的护理工作方法，目的是确认和解决护理对象对现存或潜在健康问题的反应。护理程序同时也是一个综合、动态、决策和反馈性的思维及实践过程。综合指要用多学科的知识来处理护理对象对健康问题的反应；动态指护理措施应根据护理对象健康问题的不断发展而随时调整；决策指针对护理对象的健康问题决定采取哪些护理措施；反馈指实施护理措施后的结果又决定和影响下一步制订护理措施。因此，护理程序是以增进和恢复人类健康为目标所进行的一系列护理活动，包括评估护理对象的健康状况，列出护理诊断，制订护理计划，实施计划和对护理效果进行评价。

#### （二）护理程序的发展史

护理程序 1955 年由莉迪娅·赫尔（Lydia Hall）首先提出，当时认为护理程序是一种观察、测量、收集资料及分析结果的科学工作方法。1960 年前后，约翰逊（Johnson）、奥兰多（Orlando）在《护患关系》一书中第一次使用"护理程序"一词。1965 年威登巴赫将护理程序分为识别、行动及评价，首次将评价纳入了护理程序中。

1967 年尤拉和沃尔什出版了第一本权威性的教科书《护理程序》，确定护理程序包括评估、计划、实施及评价四个步骤。1973 年，北美护理诊断协会（North American Nursing Diagnosis Association，NANDA）成立。在 NANDA 的第一次会议之后，护理专家们提出应将护理诊断作为护理程序的一个独立的步骤。自此，护理程序确定为五个步骤，即评估、诊断、计划、实施和评价。

🖥 链接　北美护理诊断协会

1973 年，一组护士在美国密苏里州圣路易斯市组成首届全国护理诊断分类大会会议组（NANDA，1999）。2002 年，该组织更名为北美国际护理诊断协会，以更好地反映其成员来自各个国家。北美护理诊断协会是一个会员组织，由一位推举的主席和一个委员会领导。诊断审阅委员会负责审阅会员提交的新诊断及优化的现有诊断，分类委员会负责将诊断加入分类学中并不断优化分类学。

## 二、护理程序的理论基础

护理程序的理论基础来源于与护理相关的各学科理论，如一般系统论、需要层次理论、信息论、控制论、解决问题论、沟通理论、压力与适应理论等，这些理论可以用于护理程序的不同步骤中。其中，一般系统论组成了护理程序的理论框架；需要层次理论为评估患者健康状况、预见患者的需要提供了理论依据；信息论赋予护士与患者交流能力和技巧的知识；解决问题论为确认患者健康问题，寻求解决问题的最佳方案及评价效果奠定了方法论的基础；沟通理论赋予护士与患者交流的技巧与方法，为护士建立各种工作关系，满足患者多方面需要，为使之获得最佳的健康状态提供理论依据；压力与适应理论为护士了解患者所面对的压力源，观察和预测患者的生理、心理等反应，判断患者的适应能力，采取有效护理措施帮助其正确应对压力而提供理论依据。

这些理论相互联系、相互支持，共同为护理程序提供理论支持和解释，同时又在护理程序实践过程中的不同阶段、不同方面发挥特有的指导作用。

## 三、护理程序的特点

### （一）目的性

护理程序以护理对象为中心，护士在运用护理程序时需要充分考虑护理对象的个体特性，依据护理对象的生理、心理以及社会需求安排护理活动，进而充分体现以人为中心的指导思想。

### （二）动态性

护理程序虽然按照评估、诊断、计划、实施、评价的程序进行护理活动，但并非限于某特定时间，而是随着护理对象反应的变化随时进行，当护理对象病情变化时，应及时作出评价并采取相应的措施。

### （三）综合性

护理程序是在吸纳自然科学、社会科学及人文科学等多学科理论成果的基础上构建而成的，护理程序中不仅体现了现代护理学的理论观点，也涉及系统理论、需要层次理论、压力与适应理论、沟通理论等相关理论。

### （四）组织性

护理程序使护理活动能够遵循一定的顺序有计划地进行，避免了护理活动凌乱无章。

### （五）普遍性

护士可在任何场所、为任何护理对象进行护理活动，开展护理程序，为实施整体护理和提高护理质量提供了保证。

### （六）互动性

在运用护理程序过程中，需要护士与护理对象、同事、医生及其他人员密切合作，以全面满足护理对象的需要。

### （七）创造性

护士运用评判性思维的方法，根据护理对象的健康问题以及个体需求，创造性地设计并解决护理问题。

## 第2节　护理程序的步骤

张某，女，31岁。2周前感冒后出现腕、膝关节疼痛，3天前外出经日晒后出现面部红斑，来院就诊，拟诊为系统性红斑狼疮（SLE）。护理体检：体温37.1℃，脉搏70次/分，呼吸22次/分，血压120/82mmHg，神志清楚，面部双颊及鼻梁部分见蝶形红斑，腕、膝关节有压痛，无关节畸形。张某有喝咖啡的习惯。

问题：1. 为患者提出 3~4 个护理诊断，并排出优先顺序。

　　　2. 就其中一项护理诊断制订护理措施，以 PIO 方式记录。

# 一、护理评估

护理评估（nursing assessment）是护理程序的开始，是护士通过与护理对象交谈、观察、护理体检等方法有目的、有计划、系统地收集护理对象的资料，为护理活动提供可靠依据的过程。评估是否全面、准确，直接影响护理诊断的准确性及护理计划的制订和实施。评估也是一个动态、循环的过程，贯穿于护理过程之中。

评估的步骤包括收集资料、整理分析资料和记录资料。

### （一）收集资料

**1. 收集资料的目的**　收集资料是护士系统、连续地收集护理对象健康状态信息的过程，主要目的是建立患者健康状况的基本资料，为做出正确的护理诊断、制订护理计划、评价护理效果提供依据，也为护理科研积累资料。

**2. 资料的内容**　在进行护理评估时，护士不但要了解护理对象的身体状况，还要关心其心理、社会、文化、经济等情况，才能作出全面评估。资料的内容主要包括以下几点：

（1）一般资料　包括姓名、性别、年龄、民族、职业、婚姻状况、文化程度、家庭住址、联系人、联系方式等。

（2）现病史　包括主诉、入院方式、医疗诊断，目前的饮食、营养、排泄、睡眠、休息、自理能力、活动情况等日常生活形态。

（3）既往史　包括既往病史、手术史、创伤史、用药史、过敏史、既往日常生活形态、烟酒史，女性患者还应了解月经史及婚育史。

（4）家族史　了解家庭成员是否有类似疾病或家族遗传性疾病。

（5）心理社会方面的资料　包括患者对疾病的认知及态度，康复的信心，病后情绪、精神及行为的变化，患者的人格类型、应对能力，近期生活中是否发生应激性事件（如失业、离婚、丧偶、家人病重等），患者的工作情况、经济状况，家庭成员对患者病情的了解程度及态度等。

（6）护理体检的检查结果。

（7）实验室及其他检查结果。

**3. 资料的类型**　根据资料的来源不同，资料通常可以分为主观资料和客观资料。

（1）主观资料　即患者的主诉，是患者对自己健康问题的认识和体验，多为患者的主观感觉，包括所感觉、所经历、所听到、所思考、所担心的内容的描述，如："我感觉头晕""我的心像刀割一样痛"等。主观资料的来源可以是患者本人，也可以是患者家属或者是对患者健康有重要影响的人。

（2）客观资料　指检查者通过观察、会谈、体格检查或借助医疗仪器、实验室检查获得的，有关护理对象健康状态的资料，如面色、表情、血压、保护性体位、白细胞数值等。护士需要具有敏锐的观察能力及丰富的临床经验，全面、准确地获取客观资料。

**4. 资料的来源**

（1）护理对象　是资料的直接来源，也是最佳来源。在护理对象意识清楚、精神稳定、非婴幼儿的情况下，可以通过交谈、观察、身体评估等方法获取资料，包括患者的主诉、肢体语言、因生理或心理的反应所表现出的外在行为、个人健康需求、生活形态、既往病史和现病史、日常活动的改变等资料。

（2）家属及相关人员　对意识不清、精神状态不稳定、语言障碍的护理对象及婴幼儿，其家属或重要影响人是获取资料的重要来源。当患者病情危重或急诊情况下，家属及相关人员可能成为资料的唯一来源。有时即使护理对象本身能提供资料，但当资料必须澄清时，家属及相关人员都是重要的资料来源。

（3）其他医务人员　主要是指共同或曾经参与照护护理对象的医疗成员，包括其他护士、医师、营养师、康复师、药剂师等，都可提供重要资料。

（4）病历、记录及医疗护理文献　可以为护理对象的病情判断、治疗和护理等提供理论依据。

**5. 收集资料的方法**　通常有四种：交谈、观察、体格检查、查阅资料。

（1）交谈　指通过与患者及患者家属交谈了解患者的健康状况。患者通常是最重要的第一手资料来源者，要获知患者的健康状况，最常用的方法就是与患者交谈。如果患者生理或心理状况不允许而无法交谈，护士可以与患者的亲属或其他医护人员交谈。一般交谈可分为正式交谈和非正式交谈。正式交谈是护士与患者进行有计划的交谈，如患者入院后的病史采集；非正式交谈是护士在日常生活及工作中与患者进行的自然而随意的交谈，让患者感觉可能是一种闲谈，这样的交谈容易使患者及家属感到亲切放松而愿意说出自己内心的真实感受、想法。

（2）观察　是指运用视、触、叩、听、嗅等多种感觉获取患者健康状况的信息，并对信息加以整理分析，做出判断。护士与患者的初次见面就是观察的开始。护士应该在患者的整个住院期间持续对患者观察，一般观察与交谈可以同时进行。为了防止遗漏重要的资料，需要按照一定的顺序进行观察，这种观察方法称为系统观察。护士需要具备扎实的医学护理基础知识和丰富的临床经验，才能具有敏锐的系统观察能力。

（3）体格检查　护理人员运用视、触、叩、听等体格检查手段和技术对护理对象各器官系统进行检查，以收集其身体状况的客观资料，作为确定护理诊断的依据。护士体格检查的目的与医生有所不同，护士的重点在于区别正常与异常，在异常中则以生活能否自理、肢体活动度、感知改变等为重点检查内容。

（4）查阅资料　包括患者的医疗病历、各种护理记录、既往健康记录、实验室检查报告及相关文献等资料，进行有关文献检索。

## （二）整理分析资料

**1. 核实资料**　为确保所收集资料的准确性、真实性，需要对资料进行核实、澄清。

（1）核实主观资料　主观资料是患者的主诉，患者的感知有时可能会出现偏差，因而需要用客观资料对主观资料进行核实，这并非出于对患者的不信任。例如，患者主诉"我感觉发烧了"，那么护士需要用体温计实际测量其体温来核实资料是否真实。

（2）澄清含糊不清的资料　例如，患者主诉"大便正常"。这种资料不够明确，需进一步询问患者大便的具体情况，如次数、性状、排便是否疼痛等。

**2. 整理资料**　是护理评估的重要组成部分，是将收集的资料进行归纳、分类，以找出护理对象的护理需求，确定护理问题的过程。下面介绍几种常用的分类法。

（1）按马斯洛的人类需要层次理论进行整理分类

1）生理的需要：如便秘、呼吸道阻塞、水肿、腹痛、电解质紊乱等。

2）安全的需要：手术前紧张、对医院环境陌生、担心得不到良好的治疗和护理、夜间睡眠要开灯、对各种检查和治疗感到恐惧、担心经济问题、对医护人员的技术不信任等。

3）爱与归属的需要：孩子想妈妈、患者想家或孩子、害怕孤独、希望有人来探视等。

4）尊重的需要："你们为什么不问问我的意见"、因疾病导致的自卑感、怕别人瞧不起等。

5）自我实现的需要：因瘫痪、截肢、失明、失语失聪等不能实现自己的理想；担心住院会影响工作或学习等。

（2）按 NANDA 的人类反应型态分类法 Ⅱ 进行诊断分类

1）促进健康：完好状态或功能正常的意识以及继续控制或增强完好状态或功能正常的对策。

2）营养：摄入、吸收和应用营养素的活动以满足生理需要和健康的能力。

3）排泄：分泌和排泄体内废物的能力。

4）活动/休息：能量的产生、转化、消耗或平衡。

5）感知/认知：对信息的感觉、整合和反应的能力。

6）自我感知：对自我认识的感觉、整合和反应的能力。

7）角色关系：建立或维持人际关系的方式和能力。

8）性/生殖：性别的认同、性功能和生殖。

9）应对/应激耐受性：处理生活事件、环境变化的能力。

10）生活准则：针对生活事件的个人观点、行为方式及所遵循的原则。

11）安全/防御：避免危险、机体损伤或免疫系统的损伤，保障安全。

12）舒适：精神、身体和社会的完好状态或放松状态。

13）成长/发展：机体和器官的生长与年龄相适应。

（3）按戈登（Gordon）11 种功能性健康型态进行整理分类

1）健康感知——健康管理型态：指护理对象对自身健康的认识。例如，疾病起因、既往入院情况、本次入院期望等。

2）营养——代谢型态：指食物和液体的摄入情况。例如，饮食、组织完整性及生长发育等的需求。

3）排泄型态：包括排便、排尿及皮肤的排泄情况。

4）活动——运动型态：指护理对象日常活动能力、活动方式和活动量等。例如，日常活动情况，有无移动障碍或疲劳等。

5）睡眠——休息型态：指睡眠、休息及精神放松情况。

6）认知——感知型态：指个人的舒适感、对疾病的认识及感官功能。例如，有无听觉、视觉、触觉障碍，有无疼痛、眩晕等。

7）自我感受——自我概念型态：指护理对象对自我的主观认识、自我评价。例如，对自我的描述、疾病对自我概念的影响等。

8）角色——关系型态：包括家庭关系、工作关系和社会关系等。例如，支持系统、婚姻状况、有无父母或亲属等。

9）性——生殖型态：指护理对象的性态度及女性的月经史、生育史。

10）应对——应急耐受型态：指护理对象的压力程度，对伤害、挑战或威胁等非常规性刺激的反应。例如，应对主要生活变化、解决问题的能力等。

11）价值——信念型态：包括价值观、信仰和信念等。

**3. 检查是否有遗漏的资料** 对资料进行整理、分析后，需要仔细检查资料有无遗漏，如有应及时补充，进而保证资料的完整性。

**4. 分析资料** 收集资料的目的在于找出护理对象的健康问题，护士应该掌握常用的正常值，将收集到的资料与正常值进行比较，综合分析研究，找出异常。有一些资料当前虽然在正常范围内，但是由于危险因素的存在，如果不及时采取措施，正常很可能会变为异常，所以护士应该及时发现这些有关危险因素的资料，积极采取有效措施避免危险的发生。

## （三）记录资料

护士对护理对象入院时的健康状况进行综合评估后，通常使用"入院评估单"来记录所收集整理的资料。入院评估单形式多种多样，各医疗机构可按照资料的分类方法，结合各自的特点而自行设计评估单的形式。记录时应遵循全面、客观、准确、及时的原则，并符合医疗护理文件的书写要求。主观资料要用患者的原话，客观资料则尽量用医学术语来进行记录。记录的资料要反映事实，客观地记录患者所说和临床所见，不要带有自己的主观判断和结论。

# 二、护 理 诊 断

护理诊断（nursing diagnosis）是护理程序的第二步，是护士对评估所收集的健康资料进行分析和判断，进而确定护理对象的健康问题以及引起健康问题原因的过程。护理诊断使护理计划的制订有据可循，也为护理活动的实施及评价打下了坚实的基础。

 链接　护理诊断发展史

20 世纪 70 年代，随着 NANDA 诊断分类的研发，开始出现了标准化护理语言。护理诊断就是关于"个人、家庭、社区对现存或潜在的健康问题及生命过程反应的一种临床判断。护理诊断为选择护理措施以达到护士可负责的结局提供了依据"（NANDA International，2005）。1973 年，NANDA 正式将护理诊断纳入护理程序，授权在护理实践中使用，我国目前使用的就是 NANDA 认可的护理诊断。

## （一）护理诊断的概念

1990 年，NANDA 提出并通过了护理诊断的概念。护理诊断是关于个体、家庭、社区对现存或潜在的健康问题及生命过程反应的一种临床判断，是护士为达到预期目标（预期结果）选择护理措施的基础，这些预期结果应能通过护理职能达到。护理诊断是对服务对象生理、心理、社会、文化、发展及精神方面所出现健康问题的反应的说明。护士可通过对服务对象的评估，判定其健康问题，通过护理职能解决或缓解问题。因此，护理诊断是护士执行其独立性功能的表现，但并不能涵盖所有护理活动，如遵医嘱给服务对象应用药物。

## （二）护理诊断的分类

**1. 现存的护理诊断（actual nursing diagnosis）** 是对个人、家庭或社区护理对象进行评估时发现目前已经存在的健康状况、生命过程产生的反应，如恐惧、清理呼吸道无效、尿潴留、体液不足等。现存的护理诊断是依据相关的症状和体征提出的，即有诊断依据。

**2. 潜在的（或危险的）护理诊断（potential/risk nursing diagnosis）** 是易感的个人、家庭或社区护理对象的健康状况或生命过程目前尚未发生，但有危险因素存在，若不加以干预，就极有可能发生健康反应的护理诊断。用"有……的危险"进行描述，如白血病患者化疗后白细胞下降，即为"有感染的危险"，长期卧床患者"有皮肤完整性受损的危险"。

**3. 健康的护理诊断（healthy nursing diagnosis）**　是对个人、家庭或社区护理对象所具有的能进一步达到更高健康水平的潜能的临床判断，如母乳喂养有效、有增强精神健康的趋势等。护士在为健康人群提供护理时可以用到健康的护理诊断。

## （三）护理诊断的组成

NANDA 提出护理诊断由四部分组成，即名称、定义、诊断依据和相关因素/危险因素。

**1. 名称**　是指使用简明的词组或术语对护理对象的健康状况进行的概括性描述，常用改变、受损、缺陷、无效或低效等特定词语描述。例如，清理呼吸道无效、躯体移动障碍、体温过高等。

**2. 定义**　是对护理诊断名称的一种清晰、准确的描述，以此与其他护理诊断相鉴别。这样即使有些护理诊断的名称相似，但是通过它们各自的定义仍能发现彼此存在差异。例如，"便秘"的定义是指正常排便形态改变，排便次数减少，排出过干过硬的粪便，并且排便不畅、困难；"感知性便秘"的定义是个体自我感觉自身便秘，并且通过使用栓剂、缓泻剂甚至灌肠等方式来保证自己每日至少进行一次排便。

**3. 诊断依据**　是护理诊断的具体特征或表现，是做出该护理诊断的临床判断依据。诊断依据主要由一些可观察到的迹象或推论组成，包括患者所具有的一组症状、体征及相关病史，也可以是危险因素。

一般诊断依据可分主要依据和次要依据。主要依据即形成某一特定诊断所应具有的一组症状和体征及有关病史，是诊断成立的必要条件。次要依据即在形成诊断时，多数情况下会出现的症状、体征及病史，对诊断的形成起支持性作用，是诊断成立的辅助条件。如"体温过低"，主要依据是"体温低于正常范围"，次要依据是"皮肤苍白冰冷、口唇耳垂呈紫色、轻度颤抖、心跳呼吸减慢、血压降低、尿量减少"。

**4. 相关因素或危险因素**　是指造成或促使护理对象健康状况改变或引起健康问题产生的原因或情况。现存的或健康的护理诊断的存在是因为有相关因素，而危险的护理诊断的存在是因为有危险因素。

常见的相关因素来自以下五个方面。

（1）病理生理方面　例如，"体液过多"的相关因素可能是机体调节机制不佳。

（2）治疗方面　例如，"语言沟通障碍"的相关因素可能是患者使用呼吸机时行气管插管或气管切开。

（3）心理方面　例如，"腹泻"可能是与患者处于较严重的紧张状态有关。

（4）情境方面　指环境、角色、生活经历、情景、生活习惯等方面的因素。例如，"睡眠型态紊乱"的相关因素可能是压力刺激。

（5）年龄方面　指与年龄相关的因素，包括生理、心理、认知、社会等方面的因素。例如，老年人便秘，相关因素可能是行动缓慢、活动量减少、肠蠕动减慢。

**举例**　护理诊断的组成

名称：清理呼吸道无效。

定义：个体无法清除呼吸道内分泌物，处于气道受阻的状态。

诊断依据：①主要依据：咳嗽无效、无咳嗽或偶尔咳嗽，痰液过多，不能排除呼吸道内分泌物。②次要依据：呼吸音异常，呼吸速率、节律、深度异常，发绀，不安，双眼睁大等。

相关因素：①环境因素：烟雾、吸烟、二手烟。②气道阻塞：气道痉挛、慢性阻塞性肺疾病、黏液过多、气道异物、支气管壁增生、人工气道。③病理生理因素：气道高反应性、哮喘、感染、神经肌肉损伤等。

## （四）护理诊断的陈述

护理诊断的陈述包括三个要素：①P——健康问题（problem）：护理诊断的名称，指服务对象现存的和潜在的健康问题。②E——原因（etiology）：相关因素，是指引起服务对象健康问题的直接因素、促发因素或危险因素。疾病的原因多比较明确，而健康问题的原因往往因人而异，如失眠、环境改变、体位不舒适等，而且不同的疾病可能有相同的健康问题。③S——症状或体征（symptom or sign）：是指与健康问题有关的症状或体征。护理诊断的陈述方式主要有以下三种。

**1. 三部分陈述** 即 PES 公式，多用于现存的护理诊断。例如：

低效性呼吸型态（P）：呼吸困难（S） 与脊髓损伤导致通气量减少有关（E）。

**2. 两部分陈述** 即 PE 公式，多用于潜在的护理诊断。只有护理诊断名称和相关因素，没有临床表现。例如：

有皮肤完整性受损的危险（P）：与长期卧床有关（E）。

皮肤完整性受损（P）：与长期卧床导致组织受压有关（E）。

便秘（P）：与生活方式改变有关（E）。

**3. 一部分陈述** 只有 P，不存在相关因素，常用于健康的护理诊断的陈述。例如：

有健康管理改善的趋势（P）。

有母乳喂养改善的趋势（P）。

### （五）护理诊断与医疗诊断、合作性问题的区别

**1. 护理诊断与医疗诊断的区别** 明确护理诊断与医疗诊断的区别，关系到如何区别医疗和护理这两个专业，关系到如何确定各自的工作范畴及应负的法律责任（表 6-1）。

| 表 6-1 护理诊断与医疗诊断的区别 | | |
| --- | --- | --- |
| 项目 | 护理诊断 | 医疗诊断 |
| 临床判断对象 | 判断个体和人群对健康状态、健康问题的反应 | 用于确定一个疾病或病理状态 |
| 描述内容 | 侧重于对患者现存的或潜在的健康问题或其反应做出判断 | 侧重点在于对患者的健康状态及疾病的本质做出判断 |
| 决策者 | 护士 | 医生 |
| 职责范围 | 在护理职责范围内进行 | 在医疗职责范围内进行 |
| 适用范围 | 适用于个体、家庭、社会的健康问题 | 适用于个体的疾病 |
| 数目 | 数目较多 | 数目较少 |
| 稳定性 | 可随着病情的变化而改变 | 在疾病发展过程中相对稳定不变 |

**2. 护理诊断与合作性问题的区别** 在临床实践中，护士常遇到无法独立解决的护理问题，不能做出合理的护理诊断。因此，1983 年琳达·尤亚尔·卡本尼图提出了合作性问题（collaborative problem）的概念。她认为护士需要解决的问题可分为两类：一类经护士直接采取措施可以解决，属于护理诊断；另一类需要护士与其他健康保健人员，尤其是医生共同合作解决，属于合作性问题。

合作性问题需要护士承担监测职责，同时应用医嘱和护理措施预防或减少并发症的发生。陈述时常以固定方式进行，即"潜在并发症：……"。例如，潜在并发症：心律失常。并非所有并发症都是合作性问题。若并发症可通过护理措施预防和处理，属于潜在的护理诊断。若并发症不能由护士预防和独立处理，处理决定来自医护双方，护理措施的重点是监测，则属于合作性问题。如妊娠期高血压妇女可能发生潜在并发症：胎盘早剥，护士无法预防，只能严密观察病情，积极配合治疗，做好终止妊娠的准备与护理。

### （六）书写护理诊断的注意事项

**1. 使用统一的护理诊断名称** 护理诊断名称需明确、简单易懂，应使用NANDA确定的护理诊断名称。

**2. 贯彻整体护理的观念** 提出的护理诊断、诊断依据以及相关因素应包含患者生理、心理、社会、精神、文化等方面，故一个患者可以有多个护理诊断，并随着病情的变化而变化。

**3. 相关因素的陈述** 一般使用"与……有关"的描述方式，如"睡眠型态紊乱 与环境陌生有关"。要正确确定和陈述相关因素，需要做到以下几点：①避免将相关因素与临床表现混淆，如"睡眠型态紊乱 与醒后不容易入睡有关"；②要避免使用带有价值判断的护理诊断，如"社交障碍与道德败坏有关"；③要避免使用可能引起法律纠纷的话语，如"有受伤的危险 与护士未用约束带有关"等。

**4. 有关"知识缺乏"的陈述** 应陈述为："知识缺乏：缺乏××（方面的）知识"，如"知识缺乏：缺乏甲状腺肿相关护理知识"。

## 三、护 理 计 划

护理计划（nursing planning）是护理程序的第三步，是针对护理诊断制订的具体护理措施，是护理行动的指南。护理计划包括四方面的内容：排列护理诊断顺序，制订预期目标，制订护理措施，书写护理计划。

### （一）排列护理诊断顺序

根据收集的资料，护理诊断按轻、重、缓、急确定先后顺序，以保证护理工作高效、有序进行。

**1. 护理问题的分类**

（1）首优问题（high-priority problem） 指会威胁生命安全、需要立即采取行动予以解决的问题。例如，脱水患者的"体液不足"、昏迷患者的"清理呼吸道无效"等问题。对于急、危、重症的患者，可以同时存在多个首优问题。

（2）中优问题（medium-priority problem） 指虽然不直接威胁生命，但可能导致护理对象身体不健康或引发情绪变化的问题。例如，"体温过高""便秘""睡眠型态紊乱""有感染的危险"等。

（3）次优问题（low-priority problem） 指个人在应对发展和生活变化时所遇到的问题。这类问题与特定疾病无直接的关系，不如生理需要及安全需要那么迫切，但并非不重要，而是在安排护理活动时可以稍后考虑的问题。例如，"缺乏娱乐活动"，当患者疾病处于急性期时，可将其列为次优问题，待患者处于疾病恢复期时再行解决。

**2. 排列护理诊断顺序应遵循的原则**

（1）按照马斯洛的人类需要层次论排序 一般情况下，对生理功能平衡状态威胁最大的，或影响了生理需求满足的那些问题应作为首优问题，需要优先解决。例如，对氧气的需要应优先解决，当此类问题得到一定程度的解决后，再将工作重点放在满足患者更高层次需要的问题上。

（2）注重患者的需求 在与治疗、护理原则不冲突的前提下，尽可能地尊重患者的意见，优先解决患者认为最为迫切的问题。

（3）关于潜在的/危险的问题 现存的问题大多是首优问题，应该优先解决，但有时潜在的/危险的问题也可能是首优问题，甚至更重要。例如，大面积烧伤患者处于休克期时"有体液不足的危险"，若不及时采取措施会威胁到患者生命，应列为首优问题予以解决。

（4）排序不是固定不变的 在临床实践中，患者护理诊断的先后顺序可能随病情的变化而变化，需要护士具有评判性思维，正确地对护理诊断进行排序。例如，对于急性心绞痛患者，"活动无耐力"可能列为中优问题。但在疾病恢复期，"活动无耐力"则可能变为首优问题。

### （二）制订预期目标

预期目标（expected outcome）也称预期结果，是护理对象接受护理照顾后，期望达到的健康状态或行为改变。预期目标针对护理诊断提出，是选择护理措施的依据，也是评价护理效果的标准。每个护理诊断都应有相应的预期目标。

**1. 预期目标的种类**

根据其实现目标所需要时间的长短，可分为短期目标和长期目标。

（1）短期目标（short-term goal） 指在较短的时间（几小时或几天）内要达到的目标，如4天后患者能自行行走30米、48小时内患者自行排便两次等。

（2）长期目标（long-term goal） 指需要较长时间（几周或几个月）才能实现的目标。长期目标一般分两类：一类长期目标是需要护士针对一个长期存在的护理问题采用连续的护理措施才能达到的目标，如"住院期间患者未发生感染"。另一类长期目标是其期望的结果往往需要一系列短期目标才能达到的目标。这一系列短期目标可能是相同的，如长期目标是"半年内体重下降12kg"，这一目标的实现可以通过一系列的短期目标"1周内体重减轻0.5kg"来逐步实现。短期目标与长期目标在时间上并没有明显的分界点，所谓短期、长期只是相对而言。

**2. 预期目标的陈述方式**

预期目标的陈述方式：主语+谓语+行为标准+状语（条件状语和时间状语）。

（1）主语 是指护理对象（主要是患者本人，还包括孕妇、产妇、患者家属等健康人，家庭及社区），也可以是护理对象机体或生理功能的某部分，如患者的皮肤等。有时在目标陈述中会省略主语，但句子的逻辑主语一定是护理对象。

（2）谓语 是护理对象将要完成且能被观察到的行为动作。

（3）行为标准 即护理对象的行为动作将要达到的程度，包括时间、距离、速度、次数等。

（4）条件状语 是指护理对象完成该行为动作时所具备的条件状况。例如，拄着拐杖、在护士的指导下等。该项不一定在每个目标陈述中都有。

（5）时间状语 是护理对象完成行为动作所需要的时间，即何时对预期目标进行评价。通过对评价时间的限定，督促护士有计划地协助患者达到预期目标。

举例：

例1：患者　　　　1周内　　　　学会　　　　护理人工肛门

分析：主语　　　　时间状语　　　谓语　　　　行为标准

例2：5天内　　　　患者　　　　借助双拐　　　行走　　　　80m

分析：时间状语　　主语　　　　条件状语　　　谓语　　　　行为标准

**3. 制订预期目标的注意事项**

（1）目标的主语是护理对象或护理对象的一部分 预期目标陈述的是护理对象经过照护后的变化，而非护理活动本身，更不是描述护士的行为或护士采取的护理措施。例如，"住院期间教给患者胰岛素的自我注射方法"，应改为"出院前患者学会胰岛素自体注射"。

（2）一个预期目标中只能有一个行为动词 目标中若包含过多的行为动词，则无法判断目标是否实现。例如，预期目标为"1天内患者饮水1000ml并能够有效咳嗽"，假若患者做到了饮水1000ml但不能进行有效咳嗽，则很难评价目标是否完成。类似情况可以多设几个目标，以保证每个目标只有一个行为动词。

（3）预期目标中的行为标准应具体 预期目标中的行为标准应是可测量、可观察的，避免使用含糊、不明确的词语。例如，4周内患者的饮酒量减少、2天内患者了解有关预防哮喘发作的知识等，目标中减少、了解等不能量化的动词，难以观察和测量。

（4）预期目标应切实可行　制订预期目标时应考虑患者的身心状况、经济条件、智力水平等因素，目标应是护理对象能力范围内可以达到的。例如，一位截瘫患者，预期目标若是"3个月内患者能自行下床行走"，则是不切实际的，不可能达到。

（5）预期目标应是通过护理措施能够达到的　例如，护理诊断"有感染的危险 与使用化疗药物有关"，目标可以是"住院期间无感染发生"，但如果将目标改为"7天内白细胞升至正常范围"，则不合适，因为这不是护理技能所能解决的。

（6）预期目标有时间限定　目标应注明具体时间，如2天、1周、出院前等，进而可以确定评价时间。

## （三）制订护理措施

护理措施（nursing intervention）也称护理干预，是护士为协助护理对象达到预期目标而制订的具体护理活动。护理措施的制订过程实际上是护士针对护理诊断本身及其相关因素，结合护理对象的具体情况，运用护理学知识和自己的临床经验做出决策的过程。

**1. 护理措施的内容**　主要包括护理级别、饮食护理、病情及心理活动的观察、基础护理、检查及手术前后护理、心理护理、功能锻炼、健康教育、执行医嘱、对症护理等。

**2. 护理措施的类型**

（1）独立性护理措施　是指护士不依赖医嘱，而是运用护理知识和技能可独立完成的护理活动。如帮助患者抬高水肿的肢体，皮肤护理，指导腹部术后患者咳嗽时保护切口，预防感染、预防危险问题的措施，提供健康教育和咨询，协助进食，预防坠床，观察用药后不良反应等。

（2）依赖性护理措施　是指护士执行医嘱的护理活动，如遵医嘱给药、更换伤口敷料、外周静脉置管、诊断性检查的准备工作、静脉输液、输血、膳食等。执行依赖性护理措施并非机械地执行，要求护士具备一定的专业知识和技能。如遵医嘱给药要求护士掌握相应的药理学知识；进行外周静脉置管要求护士具备相应技能，并能够预测可能出现的后果及并发症。此外，护士还负责与服务对象的沟通，如诊断性检查前的沟通及检查后告知结果等。

（3）协作性护理措施　是指护士与其他医务人员共同合作完成的护理活动。如护士与营养师共同制订符合服务对象病情的饮食计划。

**3. 制订护理措施的注意事项**

（1）针对性　护理措施针对护理诊断提出的原因而制订，其目的是达到预期的护理目标。

（2）可行性　选择护理措施一方面要从护士数量、业务水平和医院设施、设备的实际情况出发，另一方面要符合服务对象的身心状况，如病情、年龄、性别、体力认知水平、愿望及要求等。

（3）安全性　护士为服务对象提供护理过程中，应考虑服务对象的病情和耐受能力，保证其生理安全和心理安全。例如协助冠心病患者下床活动时，应循序渐进，避免活动过度而诱发心绞痛。

（4）协调性　护理措施需与医师的医嘱和营养师、放射医师及药剂师等其他医务人员对患者的安排相一致和协调。

（5）科学性　护理措施的科学依据来源于各个学科，包括自然科学、行为科学及人文科学等。护士应依据最新最佳科学证据，结合服务对象的实际情况，运用个人知识技能和临床经验，选择并制订恰当的护理措施。禁止将无科学依据的措施用于服务对象。

（6）参与性　鼓励服务对象或家属参与制订护理措施，能使其乐于接受与配合，保证护理措施的最佳效果。

## （四）书写护理计划

护理计划是将护理诊断、目标、措施等各种信息按一定规格组合而形成的护理文件。书写护理计划有利于医疗团队成员之间的沟通，便于分配工作时间与资源，并有助于提高护理质量。护理计划的书写格式，因不同的医院有各自具体的条件和要求，书写格式多种多样，大致包括日期、护理诊断、预期目标、护理措施、效果评价等几项内容。

护理计划明确了服务对象健康问题的轻、重、缓、急及护理工作的重点，确定了护理工作的目标，制订了实现预期目标的护理措施，为护士解决服务对象的健康问题、满足其健康需要提供了行动指南。

# 四、护 理 实 施

护理实施（nursing implementation）是护理程序的第四步，是护士将护理计划付诸实践的过程。通过实施不仅可以解决患者的健康问题，还可以验证护理措施是否可行。实施这一步要求护士不仅要具备丰富的专业知识，还要具备熟练的操作技能及良好的人际沟通能力，以保证患者得到高质量的护理。

## （一）实施内容

**1. 执行护理计划**　在执行计划时，护理工作应与医疗人员密切配合，与医疗工作保持协调一致。

**2. 健康教育**　得到患者及家属的理解、合作与支持，并在实施中进行健康教育，以满足其学习需要。

**3. 密切观察**　熟练运用专业护理技术，密切观察实施后患者的生理、心理、精神状态及反应，观察有无新的问题出现。

**4. 正确处理新的健康问题**　及时收集相关的资料、信息，以便对患者新出现的健康问题做到早发现、早处理。

## （二）实施方法

**1. 操作**　即护士运用专业的护理技术执行护理计划，如皮肤护理、肌内注射、导尿、灌肠等。

**2. 管理**　首先将护理计划的先后顺序进行排列，然后委托其他护士或与其一起执行护理措施，使护士在护理活动中能够最大限度地发挥作用，使患者最大限度地受益。有些护理活动并不直接针对患者，如急救车的维护、医院环境的控制、物资供应等。

**3. 教育**　对患者及其家属进行有关疾病的预防、治疗及护理等方面知识的健康教育。

**4. 咨询**　当患者及其家属提出有关疾病和康复的问题时，护士或其他医务人员有义务为其耐心解答。

**5. 沟通**　熟练运用沟通技巧，对患者的健康状况及存在的问题做出准确评估，并对护理措施的执行情况做出合理的评价。

**6. 观察与记录**　观察患者的身心状况，详细记录护理计划的执行情况。

**7. 报告**　及时向医生报告患者的身心状况、病情的进展情况。

## （三）实施步骤

大多数情况下，实施在书写护理计划之后，但在某种特殊情况下，如抢救患者时护士需要迅速在头脑中形成一个初步的护理计划并付诸实施，事后再将完整的护理计划补上。

实施的过程一般包括实施前准备、实施和实施后记录三个部分。

**1. 实施前准备**　即护士在护理实施之前，应思考以下几个问题。

（1）做什么（what）　回顾已制订好的护理计划，以保证护理计划的内容是科学、安全的，并与患者目前的健康情况相符合。护理措施是针对护理诊断制订的，既然护理诊断有先后顺序，那么护理措施也有先有后。护士在临床护理工作中，应先组织护理措施，这样在每次接触患者时可以有顺序地执行多个护理措施，提高工作效率。

（2）谁去做（who） 是指将护理措施进行分类、分工，进而确定某种或某些护理措施是由护士、辅助护士、护工还是其他医务人员来做，是由一人单独完成还是多人合作完成。

（3）怎样做（how） 即护士在执行护理计划前，应掌握实施过程中需要的护理技术和技巧，同时还需要考虑在沟通过程中若患者情绪不佳、不愿合作，或者实施过程中出现意外等问题时，护士该怎样应对。

（4）何时做（when） 护士应根据患者的健康状况及具体情况、医疗护理上的需要等诸多因素，选择执行护理措施的最佳时机。例如，为患者进行健康教育时，应选择在患者身体状况良好、情绪稳定与其他医疗或护理措施不冲突时；若在患者身体不适，或情绪欠佳，或正准备去做其他检查时进行健康教育，则不容易获得预期效果。

（5）何地做（where） 执行护理计划前应考虑，实施护理措施在什么环境下比较合适。例如，涉及患者隐私的操作或谈话，应选择在较隐蔽的环境下进行。

### 2. 实施

（1）实施过程 是护士运用护理学专业知识、操作技术、沟通技巧、应变能力、观察能力及合作能力等执行护理计划的过程。通过实施过程，不仅可以解决护理诊断及护理问题，同时也可以提高护士自身的专业素质及能力，丰富护士的临床实践经验，并有利于护士和患者之间建立良好的护患关系。

护士在执行护理计划的同时，也要对患者的病情反应做出评估，对实施的质量和效果及时评价，为进一步补充和修订护理计划收集资料。可以说，实施过程也是评估和评价的过程。

（2）实施过程中的注意事项

1）整体护理观贯穿始终：护理工作的核心是整体的人，在执行护理计划时应全面考虑患者性别、年龄、健康状况、价值观、信仰等各方面的情况，以尽可能地满足患者需要。例如，对患者饮食营养方面进行健康教育时，需要考虑患者是否有信仰宗教的用餐要求或特殊的个人习惯。

2）保证患者的安全：执行护理计划时要注意安全，如为患者鼻饲插管时，动作要轻柔，避免因动作过于剧烈而损伤患者的食管及胃黏膜。

3）明确医嘱内容：对有疑问的医嘱，护士应该明确后再执行。

4）灵活实施护理：执行护理计划时护士应合理组织护理活动，将病情观察和资料收集贯穿于其中，及时对病情变化做出判断，科学、灵活地实施护理。

5）注重与患者互动：患者的合作有助于护理工作效率的提高，因此，护士在实施护理活动过程中应该与患者及时沟通交流，鼓励患者主动参与护理活动，并适时地安慰、支持和教育患者。

### 3. 实施后记录

（1）记录的意义 护理记录是指护士对护理诊断、相对应的护理措施及执行过程中观察到的结果进行记录，是实施阶段的重要内容，也是进行护理活动交流的重要形式。对患者接受护理照顾期间的全部反应的记录，有利于其他医护人员了解该患者的情况，可以作为护理质量评价的一项内容，同时也为日后的护理工作提供了资料与经验。

（2）记录的方式 临床上护理记录的方式通常有叙述式和以问题为导向式两大类。叙述式指的是采用文字描述的方式对实施过程及结果进行记录；以问题为导向式的记录包括 PIO、SOAP（主观资料、客观资料、评估、计划）及 SOAPIE（主观资料、客观资料、评估、计划、实施、评价）等几种方式。目前我国常用的记录方式是 PIO（表 6-2）。P（problem）代表问题；I（intervention）代表措施；O（outcome）代表结果。为了避免 PIO 记录中 I（措施）重复书写的现象，现在多采用重点记录 P、O 的简化方式。

**表 6-2　护理记录单示例（PIO 格式）**

| 日期 | 时间 | 护理记录 | 签名 |
|---|---|---|---|
| 2022-8-2 | 09:00 | P：焦虑　与担心术后并发症有关 | 黄敏 |
| | 09:00 | I：1. 介绍为其手术的医生及麻醉师情况<br>　　2. 向患者讲解有关手术及术后情况<br>　　3. 嘱咐家人尽可能陪伴患者<br>　　4. 鼓励患者与有类似手术经历且预后良好的病友交流 | 黄敏 |
| | 17:00 | O：患者自述焦虑症降低 | 黄敏 |

（3）护理记录的要求

1）真实、客观、反映事实：要客观地记录护士的所见所闻和患者的主诉，不能带有护士的主观色彩。例如，对疼痛的记录，与"患者疼痛非常严重"相比，"患者主诉'我这是第一次这样疼'"更真实、客观、科学。

2）全面、清晰、简洁明了：护理记录单可以作为重要的法律证据，护士记录相关资料要做到全面、认真、细致，不可遗漏，同时避免重复。字迹要清晰、工整、明了，不得随意涂改，不得滥用简化字。

3）使用专业术语：尤其是对客观资料要使用专业术语，以便于专业性的探讨与研究。

# 五、护　理　评　价

护理评价（nursing evaluation）是护理程序的最后一步，是指按照预期目标所规定的时间，有计划地将护理对象的健康状况与预期目标进行比较，并做出判断的过程。护理评价不是只有实施之后才能进行，而是贯穿于护理程序的每一步。

## （一）护理评价的方式

**1. 持续性评价**　是指护士执行护理计划、实施护理措施时，评估和检查患者健康状况的变化及对护理措施的反应，根据情况修订、调整计划，并将所执行的护理活动及护理结果记录在护理记录单中。

**2. 总结式评价**　是指护士按照预期目标所规定的时间，将患者目前的健康状态与预期目标进行比较，进而衡量预期目标是否达到。

## （二）护理评价的内容

一般从结构（structure）、过程（process）及效果（outcome）三个方面来评价为患者提供的护理质量水平。

**1. 结构评价**　是指对护理机构的经济状况、管理方式、设备情况及人员配备等的评价。没有足够的护士和设备仪器就不可能有高质量的护理；即使有足够的护士和设备仪器，也不一定能保证高质量的护理。对护理的结构评价就是评价护理机构是否为患者提供了足够数量的能够胜任护理工作的护士、是否运用了最佳的资源设备。

**2. 过程评价**　是指检查、评价护士进行护理活动的行为过程是否符合要求。例如，护士与患者的沟通交流情况、各种护理技术的执行过程、健康教育的组织开展过程等。

**3. 效果评价**　是指对经过护理照顾后患者的健康状态是否达到预期目标的评价。

## （三）护理评价的步骤

**1. 建立评价标准**　根据护理程序的基本理论和原则，选择能验证护理诊断及预期目标实现的，可观察可测量的指标作为评价标准。计划阶段所采取的预期目标可作为护理效果评价的标准。预期目标可指导护士确定评价阶段所需要收集资料的类型，并提供判断护理对象健康与否的标准。例如，预期目标为"术后3天患者可自行行走50米",则收集资料的种类是长度,内容是自行行走的距离。

**2. 收集资料** 收集经过实施护理措施后有关患者现在的健康状态、反应的资料。收集资料的方法及内容同护理评估中的收集资料。

**3. 判断效果** 判断效果即评估预期目标是否实现。

(1)按照预期目标中所规定的时间,将执行措施后患者出现的健康状况及反应与预期目标进行比较,衡量原定护理计划中的预期目标是否实现。预期目标的实现程度有三种:①目标完全实现;②目标部分实现;③目标未实现。

例如,预期目标"术后3天患者可自行行走50米",则3天后评价结果为:

自行行走50米或以上——目标完全实现。

自行行走20米——目标部分实现。

患者拒绝下床或无力行走——目标未实现。

(2)对于部分实现或未实现的目标,可以从以下几方面查找原因。

1)护理评估时所收集的资料是否全面、准确:评估是护理程序的第一步,也是护理程序的基础,所收集的资料的准确性会影响护理程序的其他步骤。

2)护理诊断是否正确:护理诊断不正确的因素包括:①收集的资料不准确;②护士没有严格按照诊断依据做出护理诊断;③寻找的导致健康问题的原因即相关因素不准确;④危险性护理诊断与"潜在并发症"相混淆。

3)预期目标是否合理:预期目标超出了护理专业范畴,或者超出了护士或患者的能力和条件,导致目标未实现。

4)护理措施设计是否得当:例如,护理诊断"清理呼吸道无效 与痰液黏稠有关"预期目标是"2小时内,痰液顺利咳出",如果制订的护理措施中没有"为患者雾化吸入",则目标不容易实现。

5)执行是否有效:临床护理工作中,护理计划可能由于种种原因未被有效执行。例如,由于患者主观上对计划的拒绝,或是客观因素使患者无法配合,或是患者病情出现了变化,或是实施计划所需要的客观条件不具备等,都可能导致护理计划未被有效执行。

**4. 重审护理计划** 重新收集有关患者现在的健康状况资料,并将患者现在的健康状况与预期目标对照,对护理计划做及时、全面的调整。一般有以下四种调整方式。

(1)停止 目标全部实现的护理诊断,即已经解决的护理问题,停止其相应的护理。

(2)修订 目标部分实现和未实现的护理诊断,要分析原因,找出症结所在,然后对护理诊断、预期目标、护理措施中不恰当之处加以修改。

(3)继续 预期目标与护理措施恰当,护理问题有一定改善,但仍然存在,计划则需要继续进行。

(4)排除或确认 对原以为可能存在的护理问题或新出现的护理问题,经过分析验证,给予排除或确认。

➕ **医者仁心**

### 玫瑰天使——蔡蕴敏

蔡蕴敏,从事临床护理33年,其中伤口护理24年,是我国屈指可数的国际造口师之一,曾获"全国卫生系统先进工作者""全国三八红旗手""全国先进工作者"等荣誉称号。她以崇高的职业道德与敬业精神,在伤口护理这个平凡的岗位上取得了显著的成就。她带领团队跟踪国际伤口护理前沿知识和技术,结合临床实践摸索出"问、闻、评、判、断"五步工作法。她治愈了无数疑难伤口,创造了许多"化腐朽为神奇"的故事。

护理的是伤口,温暖的是人心。20多年来,她始终与伤口和恶臭为伴,但她带着玫瑰天使的微笑,在漫长的工匠之路上,留下了光辉的足迹。

# 自测题

## A1 型题

1. 有关"护理程序"概念的解释下列哪项不妥（　　）
   - A. 是指导护士工作和解决问题的工作方法
   - B. 其目标是增进或恢复护理对象的健康
   - C. 以系统论为理论依据
   - D. 是有计划、有决策与反馈功能的过程
   - E. 由估计、诊断、计划、实施四个步骤组成

2. 下列收集的资料，哪项属于客观资料（　　）
   - A. 头疼
   - B. 咽部充血
   - C. 感到头晕
   - D. 睡眠不好
   - E. 感到恶心

3. 护士记录患者资料不符合要求的是（　　）
   - A. 收集资料后需及时记录
   - B. 描述资料的词语应确切
   - C. 内容要正确反映患者的问题
   - D. 客观资料要尽量用患者的语言
   - E. 避免护士的主观判断和结论

4. 下列关于预期目标的说法不妥的是（　　）
   - A. 一个诊断可有多个目标
   - B. 目标陈述中应该有时间限度
   - C. 目标陈述可以是护士或患者的行为
   - D. 目标陈述应简单明了，切实可行
   - E. 目标应是可被观察和测量的

## A2 型题

5. 患者，男，72 岁，昏迷。评估确认患者存在以下护理问题，你认为应优先解决的问题是（　　）
   - A. 便秘
   - B. 语言沟通障碍
   - C. 清理呼吸道无效
   - D. 皮肤完整性受损
   - E. 营养失调：低于机体需要量

6. 患者，女，49 岁。因"转移性右下腹痛 12 小时"以"急性阑尾炎"收入院。查体：体温 39.5℃，精神萎靡，蜷曲体位，右下腹压痛、反跳痛明显。对该患者护理诊断的描述，正确的是（　　）
   - A. 急性阑尾炎
   - B. 高热（体温 39.5℃）　由阑尾炎症所致
   - C. 体温过高（体温 39.5℃）　与阑尾炎有关
   - D. 腹痛　炎症引起
   - E. 萎靡　由高热、疼痛所致

## A3/A4 型题

（7、8 题共用题干）

患者，男，65 岁。高血压病史 30 年，因情绪激动致左胸剧烈疼痛，以"急性心肌梗死"收入院。

7. 陈述正确的护理诊断是（　　）
   - A. 胸痛　与心肌缺血、缺氧有关
   - B. 情绪激动　与心肌梗死有关
   - C. 冠心病　与高血压有关
   - D. 呼吸急促　疼痛引起
   - E. 心肌梗死　与高血压病史、情绪激动有关

8. 对该患者的护理，属于依赖性护理措施的是（　　）
   - A. 通知营养科调整患者饮食
   - B. 遵医嘱应用止痛药
   - C. 嘱患者卧床休息
   - D. 观察吸氧后的病情变化
   - E. 安定患者情绪，进行心理护理

（9、10 题共用题干）

患者，女，7 岁。发热、咳嗽、咳痰 6 天，痰液黏稠，不易咳出，食欲差。查体：体温 37.5℃，呼吸 24 次/分，心率 72 次/分，肺部听诊有少量湿啰音。

9. 应提出的护理问题是（　　）
   - A. 清理呼吸道无效
   - B. 低效性呼吸型态
   - C. 气体交换受损
   - D. 心输出量减少
   - E. 营养失调

10. 护士应采取的护理措施是（　　）
   - A. 鼻导管吸氧
   - B. 给予止咳药
   - C. 立即物理降温
   - D. 超声雾化吸入
   - E. 吸痰

（梁婷婷）

目前为适应临床护理服务的需求，评判性思维、临床护理决策和循证护理已成为护士必备的核心能力。护士掌握评判性思维、临床护理决策和循证护理的相关知识和技巧，能够对临床中出现的各种护理问题和现象，进行有目的、有依据的诊断、反思、推理及决策，有效地解释、解决护理实践中的问题和现象，并进一步提高和完善护理服务质量，促进护理专业快速发展。

## 第 1 节　评判性思维

 **案例 7-1**

　　患者，李先生，62 岁，因直肠癌入院，根治术后进行化疗和放疗。
　　**问题**：1. 护士为李先生提供帮助时可选择哪种科学思维方法？
　　　　　　 2. 护士应如何将此种科学思维方法运用到护理工作中？

评判性思维作为一种新的思维模式已被广泛运用到护理领域中，这种思维要求护士能够对错综复杂的临床护理问题或现象进行大胆的质疑、独立思考后，通过科学的决策做出正确及果断的行为来解决所面临的临床护理问题，所以护士必须具备评判性思维的能力。

### 一、评判性思维的概述

#### （一）评判性思维的概念

从评判性思维的辞源出发，评判性思维在于通过合理的怀疑和反思，提高识别谬误的能力、提高分析能力和决策能力。其定义可概括为个体在复杂的情景中，能灵活应用已有的知识和经验对问题的解决方法进行选择，在反思的基础上加以分析、推理、做出合理的判断，在面临复杂问题及选择的时候，能正确进行权衡的高级思维方法。

#### （二）护理评判性思维内涵

从护理学角度上看，评判性思维是对临床护理出现的复杂问题所进行的有意义、有目的的自我调控性的判断、反思、推理及决策的过程。

### 二、评判性思维的特点

在思维特征的基础上，评判性思维具有主动反思性、独立反思性、质疑创新性、审慎开放性的特点。

#### （一）评判性思维具有主动反思性

评判性思维者能主动运用已有的知识、经验及技能，对外界的信息和刺激、他人的观点或"权威"的说法进行积极的思考，做出合理的分析和判断。

### （二）评判性思维具有独立反思性

在护理实践中，评判性思维者通过不断提出问题和解决问题，对自己或他人的思维过程进行个性的独立思考，逐渐完善自己的思路，在收集和甄别证据的基础上，做出独立客观的判断与决策。

### （三）评判性思维具有质疑创新性

评判性思维通过整合已有的概念、规律，对思维对象中不合理的部分大胆否定，使思维进一步清晰化，促进认识和实践的发展，进而产生创造性的想法和见解。

### （四）评判性思维具有审慎开放性

在运用评判性思维的过程中，要求护理人员审慎地收集资料，分析、寻求问题发生的原因和证据，经过审慎思考，得出结论，但也必须要求个体有高度的开放性，愿意听取和交流不同观点，使所作的结论正确、合理。

## 三、评判性思维的构成要素

评判性思维的构成主要包括智力因素、认知技能因素、情感态度因素。其中智力因素是基础，认知技能因素是核心，情感态度因素是动力，三者密切联系缺一不可。

### （一）智力因素

智力因素指在评判性思维过程中所涉及的专业知识，是护理评判性思维重要的基础。护士在护理实践中面对出现的各种复杂问题时，只有将横向知识和纵向知识相互融合，才能准确、全面地判断服务对象的健康需要，并进行合理的临床推理，最后做出正确决策。

### （二）认知技能因素

认知体现个体在评判性思维过程中正确运用知识和技能，技能也是评判性思维的重点要素，认知技能因素是评判性思维的核心。护士在临床实践中观察、分析不同的服务对象时，不断进行经验积累、认真反思、准确判断、正确实施护理行为，其本身就是评判性思维形成、提高和完善的过程。认知技能包括认真分析、客观评价、逻辑推理、解释说明、归纳演绎、自我调控六个方面。

### （三）情感态度因素

情感态度因素指在评判性思维过程中个体应具备的人格特征，体现于评判性思维的心理准备状态、情感意愿和态度倾向。情感态度因素是护士在护理实践中进行评判性思维的动力。情感态度因素包括自信精神、负责精神、独立精神、创新精神、适应精神、诚信精神、谦虚精神、执着精神。

## 四、评判性思维在护理中的应用

### （一）评判性思维的意义

评判性思维对促进护理事业的发展产生了深刻的、有意义的影响，更能提高优质的护理质量和护士的整体素质。培养护士的评判性思维能力，是社会对护理专业改革与发展的特质所需。

### （二）评判性思维在护理中的应用

**1. 评判性思维在护理教育中的应用**　护理工作的特点是实践性强，评判性思维已成为护理专业人才培养目标的质量标准之一。在护理教学过程中，教师在授课过程中必须将评判性思维观点融入到常规课程教学中，创建有利于培养学生评判性思维的教学环境，发挥学生的主体作用，鼓励学生积极参与教学过程、大胆质疑教学结论，敢于提出自己的独到见解，使学生明确自己的学习需要，并参与到教学评价学习过程中，重点培养学生独特、良好的思维习惯，从而实现护理专业人才培养目标。在编写课程培养目标时，为树立学生评判性思维的理念，应使学生树立理智的怀疑和反思态度；帮助学生养成良好的发现问题和解决问题的思维品质。

**2. 评判性思维在临床护理实践中的应用** 将评判性思维应用于临床护理实践过程中，可以帮助护士依据护理程序的各个步骤做出科学的临床护理决策，为服务对象提供高质量的护理服务。护士在运用评判性思维时，首先要质疑出现问题的原因，使护士思考的关键指向同一目标；其次，要激发和推动护士对护理专业理论与临床护理实践的探索等评判性思维活动；最后，面对复杂的临床问题时，护士除了具备护理专业知识外还必须融入人文社会科学知识，才能评判性地分析各种资料的意义，同时善于发现新技术，进而为服务对象做出正确的临床决策，以满足各种健康需求。为完善评判性思维也可聘请专家进行现场指导，主动向护理教育者、有经验的同仁学习，勤于查阅、参考专业文献资料，借助于医院政策和程序规范、服务对象权利法案及专业学术机构。

**3. 评判性思维在护理管理中的应用** 护理管理者进行各种护理决策是其重要工作职责之一，而评判性思维是保证决策正确与否的有效管理方法。护理管理者在决策过程中，只有对所管理的人、财、物、时间等各种复杂要素进行有效分析、大胆质疑、准确判断、恰当决策，才能保障管理工作的正常进行，有效地提高管理水平和管理质量。

**4. 评判性思维在护理科研中的应用** 护理科研是对护理问题不断发现、探索和研究的过程，需要对各种观点、方法、现象等进行思考、质疑、假设、推理、寻证等，并在此基础上进行反复验证，从而得出新观点、新方法，做出最后的正确决策。对新问题进行质疑、假设、推理、求证是成功的护理科研者进行评判性思维的关键所在。

# 第2节 临床护理决策

 **案例 7-2**

患者，男，52岁，因脑外伤昏迷入院，护理查体：体温 38.3℃，脉搏 88 次/分，呼吸 21 次/分，血压 86/64mmHg，今日查房，发现患者骶尾部出现红色瘀斑，解除压力 30 分钟后皮肤颜色无改变。

问题：1. 目前患者的主要护理问题有哪些？

2. 对于发生的压疮护士应该如何进行临床护理决策？

## 一、临床护理决策概述

临床护理实践中在评判性思维基础上，护士的最终目标就是帮助服务对象做出正确的临床护理决策。所以评判性思维和临床护理决策两者是相辅相成的。为了更好地帮助护士了解服务对象的护理过程，护士有必要掌握临床护理决策的方法及步骤，以提高护士的临床护理决策能力。

### （一）临床护理决策的概念

决策是人类赖以生存的基本活动之一，决策是对不确定的问题或现象，通过一些科学分析的方法，从多种方案中选出最优化方案的过程。护理决策是管理学和护理学相结合的产物，临床护理决策是护理临床实践的重要组成部分。对于临床护理决策的定义，国内学者认为临床护理决策过程要求护士不管何时都要以促进或保持服务对象的健康为目的，运用逻辑推理的方法，根据服务对象的个体差异选择最佳的方案去解决问题。

　　为此，可将临床护理决策定义为：在临床护理实践过程中，护士结合护理专业理论知识和临床护理实践经验对所面临的问题或现象，从所拟定的若干个可供选择的方案中做出决策并付诸行动的过程。这些决策包含护理伦理决策、护理临床决策、护理管理决策等。

### （二）临床护理决策的类型

　　根据临床护理事件的性质将临床护理决策分为以下三种类型。

　　**1. 确定型临床护理决策**　指在事件的结局已完全确定的情况下护士所做出的决策。

　　**2. 不确定型临床护理决策**　指在事件发生的结局尚未确定，相关事件的概率也不确定的情况下护士所做出的决策。

　　**3. 风险型临床护理决策**　指在事件发生的结局尚未肯定，但概率可以估计的情况下做出的临床护理决策。

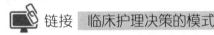　链接　临床护理决策的模式

　　1. 患者决策模式　指由护士提供各种方案的优点和风险等相关信息，患者根据自身的经验以及理解独立做出选择。

　　2. 护士决策模式　指由护士为主导，护士单独或者与其他医务人员一起考虑收益和风险进而替患者做出选择，告知患者的信息量由护士决定。

　　3. 共同决策模式　指护士向患者提供各种相关信息，患者提供自身的病情和生活方式以及自己的价值取向等，然后双方对相关的备择方案进行讨论，并结合实际情况做出最优选择。

## 二、临床护理决策的步骤

　　在临床护理决策过程中，护士为达到最佳决策的目的，应依据临床护理决策的步骤，全面收集服务对象的资料，认真整理、分析服务对象的相关信息，预测临床护理问题或现象的发展趋势，进行缜密的逻辑推理，以做出正确的、最佳的护理决策。其具体步骤如下。

### （一）明确问题

　　明确问题是临床护理决策的首要步骤。明确问题的正确与否是合理决策、正确解决问题的前提和基础，也是临床护理决策的关键所在。在进行临床护理决策时，护士针对服务对象所处情景特点，通过密切观察服务对象的病情，评判性分析收集到的相关资料，找出服务对象存在的健康问题，明确服务对象的核心问题，提出鉴别问题的依据标准，提出可能存在的潜在假设，支持问题证据的有效性。其中运用演绎推理或归纳推理是保证作出正确的临床护理决策的逻辑思维方法。

### （二）陈述目标

　　问题明确后将进入陈述目标阶段，在临床护理决策时，问题一旦确定后就应陈述决策工作所要达到的解决目标。每一个决策目标为达到决策的最佳性都有进行决策的评价标准，决策的目标应有针对性、科学性和可行性，避免盲目进行决策。决策者依据具体的临床问题或现象对决策的目标进行排序，建立优先等级，关注最重要的目标以获得主要的结果。

### （三）选择方案

　　选择方案是临床护理决策的关键步骤。护士进行临床护理决策前，应全面收集信息和可靠证据，

寻找各种可能的解决方案并对这些方案进行正确评估。首先寻找所有备择方案，其次评估这些备择方案，最后对备择方案进行排列，采用列表法、筛选法等方法选择出最佳方案。

### （四）实施方案

选择出最佳方案后将实施方案，决策的最终目的就是付诸行动。在实施方案阶段，护士要依据解决问题的最佳方案制订合理的、详细的计划，通过完善的计划来执行决策。实施方案前要对人力、物力、财力和时间等要素进行周密的安排，对于实施过程中可能出现的问题，应制订完善的干预措施，尽可能做到准确判断，降低可能出现相悖问题的概率。

### （五）评价反馈

评价反馈是临床护理决策的最后一步，也是证明决策是否正确的重要步骤。在方案实施过程中或实施决策后，护士要对所运用决策的效果进行及时评价，评价其效果及达到预期目标的程度，对决策的积极和消极结果进行检验。

## 三、临床护理决策的影响因素

临床护理实践问题或现象的复杂多样性和护理对象的特殊性，导致临床护理决策过程中各个环节受到诸多因素的影响。为了提高临床护理决策的能力，必须弄清各影响因素之间的关系。依据各影响因素的性质，临床护理决策的影响因素包括以下方面。

### （一）个体因素

在临床护理决策中，护士需要运用感知和思维进行决策。其自身的个性特征、价值观、知识储备、既往经验等决定了护士在临床护理决策中感知和思维方式不同，因而可能对服务对象问题或现象做出不同的决策。

### （二）环境因素

目前环境因素复杂多样，分为物理环境因素和社会环境因素。物理环境因素包括病房设置、温度、湿度、气候、光线、通风、装饰、噪声等；社会环境因素包括护理人际关系、专业规范、机构政策、可用资源等。护士在进行临床护理决策时应关注其中的人际关系因素，如护士在对不同病种进行饮食指导时，必须与主管医生、营养师、配餐员进行有效沟通，才能增加临床护理决策制订的有效性。

### （三）情景因素

护士本身的因素、决策本身相关的因素、决策时间限制的因素等都可能对决策产生不同程度的不良影响，护士应巧妙地规避这些影响因素，才能保证决策的正确性。如在重症监护室、急诊科工作的护士，常常面对突发事件，护士必须具备快速决策的能力，为患者赢得抢救的时间。

## 四、发展临床护理决策能力的策略

思维过程和行为过程的统一是临床护理决策的本质，但临床护理决策能力受多种因素的影响，如相关的政策法规，护士的知识、技能、态度、情感、信心等。研究表明护士临床决策能力的培养是一个综合的培养过程并需要考虑多方面的因素。

### （一）学习和遵守相关的政策法规

在进行恰当的临床护理决策时，护士应该学习和遵守相关的政策法规，如《护士条例》《护士管理办法》等，将决策置于一定的法律法规允许范围之内，保证决策的合法性，使决策在法律允许的范围内最大程度地满足患者的健康需求。

### （二）发展评判性思维能力

评判性思维是进行临床护理决策的基础，评判性思维的核心就是要做出符合患者利益的决策，是一种反思、质疑的思维习惯，是有选择地获取知识的关键环节，将帮助人们预测和解决问题。要促进护士决策能力的发展，必须以培养评判性思维能力为前提。

### （三）加强护理程序的运用

护理程序是科学护理的方法和手段，护士应熟练运用并为护理实践服务。在对相关问题或现象不确定时，不要盲目行动，应注意相关知识的积累，了解健康问题的临床表现、常见原因、解决方法。在临床护理决策过程中，要提高护士运用护理程序的能力和技巧。

### （四）提高循证护理能力

循证护理是在循证医学基础上建立的，是伴随科技进步不断深入发展的科学内容，通过循证护理的学习与实践可以更好地服务于临床实践工作。可通过广泛而深入地阅读文献、科学有效地凝练科研问题、实际分析与思考、反馈与总结系统、全面地对相关研究进行客观评价及鉴定，较以科研为基础的护理系统性更强，具有明显的实用性，较好地提高临床护理决策的有效性。

### （五）注重人文素养的培养

临床护理决策不单是纯粹的专业技术工作，体现着对患者的重视、关爱、负责。因此，在护理教育及实践中，应该重点培养人文关怀精神，注意运用其他资源，虚心学习，建立良好的人际关系，有意识地训练和提高临床护理决策能力。

# 第 3 节 循 证 护 理

 **案例 7-3**

患者，张先生，57 岁，干部。患者主诉咳嗽、咳痰、痰中带血并伴有全身乏力，消瘦 2 个月入院，经 CT 检查后确诊为肺癌晚期。医生为该患者拟定了化疗药物的治疗方案，但患者担心化疗药物引起的口腔溃疡。

**问题：** 1. 请用循证理论分析该患者口腔溃疡的原因。

2. 为该患者提供护理措施的证据是什么？

## 一、循证护理的概述

循证护理是一种全新的护理理念，为护理学的发展开辟了新的前景。其核心内容是在护理实践中运用现有的、最新的、最佳的科学证据为护理对象提供最优质的护理服务。

## （一）循证护理的概念

循证护理又名"实证护理"，也可理解为"遵循证据的护理"。为护理人员在计划护理活动过程中，慎重地、准确地、明智地将科研结论、临床经验、患者愿望相结合，获取证据，作为临床护理决策依据的过程。循证护理是构建在护理人员临床实践基础之上的，强调依据护理专业技能和多年来的临床经验，同时考虑护理对象的价值观、愿望和实际情况，将三者紧密结合、相互联系，制订出完整的护理方案，三者缺一不可。

## （二）循证护理研究证据特点

**1. 关注证据特点**　寻求证据、应用证据是循证护理的核心理念。

**2. 关注个体差异特点**　循证护理在护理过程中关注个体差异，并进一步质疑前期实证，以选择更加完善的临床护理决策。

**3. 关注整体性特点**　循证护理提倡以人为本的护理理念。在确定和实施护理计划时，充分考虑了护理对象的需求，将临床实证、专业技能、护理对象需求三者紧密结合、进行综合分析，做出全面的、系统的、正确的临床护理决策。

## （三）循证护理的基本要素

1. 最新最佳的护理研究证据　循证护理的证据是经过严格筛选和界定出来的最新的和最佳的证据，并被应用到临床实践指导护理活动。所以最新的和最佳的证据，必须用临床研究的方法学、临床流行病学的基本理论、人文社会科学的研究方法、行为科学领域的研究设计及有关研究质量评价的标准等多元化因素去收集、整理和筛选，分析出最有科学性、价值性、可行性、有效性及经济性的证据并进行严格评定和鉴别。

2. 护理专业技能和临床经验　护理人员所掌握的护理专业技能及多年积累的临床护理实践经验，是护理人员对护理对象实施循证护理的前提条件，而临床研究的方法学、临床流行病学的基本理论、人文社会科学的研究方法、行为科学领域的研究设计及有关研究质量评价的标准等多元化因素是护理人员对护理对象实施循证护理的理论基础。在此前提和基础上，护理人员才能敏锐地观察到护理对象存在的各种护理问题，才能准确地将文献中的证据与临床护理问题实事求是地结合在一起，也能够为护理对象提供最优质的临床护理决策，进一步提高护理质量、确保护理安全及护理对象的满意度。

3. 护理对象的价值观、愿望和实际情况　是护理人员在制订护理计划时必须充分考虑的因素，是实施循证护理的核心。所以，护理人员应根据护理对象的社会背景和文化差异，有针对性地突出多元化特色，运用循证护理的方法寻找护理对象的多层次需要，必要时打破常规及习惯，从而选择出满足其需要的最佳决策，重点体现以护理对象的个体利益和需要为目的。

4. 应用证据的临床情境　证据应用一般是在具体情境中产生的，在特定情境中获得的研究结论并不一定适用于所有临床情境，这与该情境的资源分布、医院条件、患者经济状况、文化信仰等均密切相关。因此在开展循证护理过程中，除了采纳证据的科学性和有效性外，还应考虑证据的临床情境。

# 二、循证护理的实施步骤

循证护理的基本步骤包括循证问题、循证支持、循证观察、循证应用、循证评价。

## （一）循证问题

循证问题包括理论问题和实践问题。理论问题是指与实践相关的前瞻性的理论发展，实践问题是指由护理实践提出的对护理行为模式的疑问，一般情况下理论问题和实践问题是难以区分的。寻找临床实践中的问题，必须将问题特定化、结构化，即以一个能够回答或解决的问题形式提出来，如留置导尿管气囊中灌注哪种物质时留置效果最佳。护理人员构建问题的重要性主要表现在：关注自己所从事的护理实践方面的实证材料；所提问题应从护理对象的直接需求寻找证据；可以帮助指导高效的证据收集策略；能形成一种有用的回答问题时可采用的模式；能指导学生形成终身性学习的模式。

### （二）循证支持

根据所提出的问题进行相关文献的系统综述，以寻找来源于研究的外部证据，得到与临床、经济、决策制订等相关的证据。如通过查询相关文献数据库，系统寻找国内外关于观察气囊导尿管在留置导尿术中，气囊内不同灌注物与尿管脱出的关系，得出正确的结论是：留置导尿 3 天以上者，导尿管气囊内注入生理盐水为佳，能有效地固定尿管，避免尿管脱出；留置导尿 3 天以内者气囊内注入生理盐水或空气均可。

### （三）循证观察

进行系统评价的基础是检索到的原始文献，对于科研证据的有效性和推广性，必须采取临床流行病学和循证医学中评价文献质量的原则和方法进行审慎评审，这是循证护理的关键环节，如临床研究、特殊人群的试验性调查、模式改变后的影响、稳定性的调查、护理新产品的评估、成本效益分析、护理对象或医护人员的问卷调查等。高质量的研究会使结果更真实可靠，能较快以不同途径进行传播；低质量的研究在系统评价时可能得出错误的结果，更谈不上传播。

### （四）循证应用

将所获得的科研证据与临床专业技能和临床经验、护理对象的愿望和实际情况结合起来，可将科研证据转化为临床证据，并根据临床证据制订实施符合护理对象需要的护理计划。如观察气囊导尿管在留置导尿术中气囊内不同灌注物与尿管脱出的关系，将得出的正确结论应用到临床护理实践中，从而使有证据的研究结果进一步得到补充和完善。

### （五）循证评价

循证护理是一个动态发展过程，须在实施后评价证据应用后的效果。在循证问题、循证支持、循证观察及循证应用所获得的信息基础上，对所要改变的护理措施进行评判性的分析。采取自我评价、同行评议、专家评审等多种方法监测临床证据实施效果的内外真实性，在文献评价的过程中，更强调对内在真实性的评价。值得注意的是循证护理并不仅利用系统评价后的护理文献作为制订护理计划的依据，还应利用医院现有的仪器、诊断、治疗、监护等客观指标作为制订护理计划的依据，并根据临床客观指标对护理效果进行评价。效果评价有助于护理研究质量的提高，促进循证护理的进一步发展。

➕ **医者仁心**

**南丁格尔奖章获得者成守珍**

成守珍，第 48 届南丁格尔奖章获得者。1981 年，19 岁的成守珍踏上护理工作岗位，选择到呼吸与危重症病房工作。她对工作充满热情，锐意进取，多次赴国外学习重症护理知识和技术。她率先在医院开展每月一次的"ICU 联合查房"，一做就是 20 余年，从未间断。她热心公益，组织百趟"岭南护理快车"、千人"岭南天使志愿者"及大型义诊、科普宣教等活动，推进 80 家社区护理站建设。"护士是一个很专业的职业，我们要有专业的本领，才能真正做到救死扶伤，守护健康。"对于护士这个专业，成守珍如是说。

# 自 测 题

## A1 型题

1. 评判性思维的核心目的是（　　）

　　A. 诊断推理　　　　B. 质疑反思

　　C. 鉴别诊断　　　　D. 临床决策

　　E. 演绎推理

2. 临床护理决策的步骤不包括（　　）

　　A. 明确问题　　　　B. 分析猜测

　　C. 陈述目标　　　　D. 实施方案

　　E. 评价反馈

## A2 型题

3. 患者，女，24 岁，刚参加护理工作不久。在抢救一大出血患者时，因经验不足精神过度紧张，为患者输液时屡次穿刺失败，该现象属于护理临床决策的哪种因素（　　）

　　A. 护士本身　　　　B. 个性特征

　　C. 价值观　　　　　D. 社会环境

　　E. 决策本身

## A3/A4 型题

（4、5 题共用题干）

　　患者，女，56 岁，因过马路意外遭遇车祸，造成颅脑损伤，经急诊抢救手术后，病情稳定转入神经外科，现患者全身瘫痪，尿失禁，遵医嘱留置导尿。请问

4. 用循证理论分析此患者漏尿的原因是（　　）

　　A. 压力性尿失禁　　B. 急性尿道炎

　　C. 急性膀胱炎　　　D. 中枢性尿失禁

　　E. 充溢性尿失禁

5. 为该患者提供护理措施的证据是（　　）

　　A. 护士经验　　　　B. 患者特征

　　C. 循证护理　　　　D. 社会环境

　　E. 应急发挥

（蔡秀芳）

# 第 8 章
# 护理安全与职业防护

护理工作的主要环境是医院，医院里病原微生物、化学药物、放射线等较为集中，患者多，病情复杂，以及各种诊疗技术的推广，各种新型化学药物和临床新技术的应用，护患双方均会受到生物、物理、化学、心理、社会等方面很多不安全因素的影响，因此，加强护理安全与职业防护，有效规避危险因素，是提高护理质量的保证，也是衡量医院护理管理水平的标准。

## 第 1 节　护理安全防范

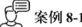 案例 8-1

> 护士小王为患者进行留置针封管后，边交代注意事项边顺手去拿注射泵上的注射器，结果手被针头刺伤。5 周后护士小王出现了发热、无力、咽痛、全身淋巴结肿大等症状，血清学检查 HIV 阳性。
>
> 问题：1. 请分析护士小王被针刺伤后 HIV 感染的原因。
> 　　　2. 要如何避免此类事件出现？

护理安全是护理质量的基础，也是维护和促进人类健康、减轻痛苦、提高生命质量的基本保障。因此，加强护理安全管理，采取有效措施控制或消除不安全因素，能有效地避免医疗纠纷，为护理对象提供优质满意的护理服务。

## 一、概　　述

### （一）相关概念

**1. 护理安全**　有狭义和广义之分，狭义的概念指患者在接受护理过程中，不发生法律和规章制度允许范围以外的心理、机体结构或功能上的损害、障碍、缺陷或死亡；广义的概念还包括护士的职业安全，即护理过程中患者及护士不发生允许范围和限度以外的不良因素的影响和损害。

**2. 职业暴露**　指从业人员由于职业关系而暴露在危险因素中，而有可能损害健康或危及生命的情况。护理职业暴露是护士在从事诊疗、护理活动中接触有毒、有害物质或病原微生物，以及受到心理、社会等因素影响。

**3. 职业防护**　指针对可能造成机体损伤的各种职业有害因素，采取有效措施，以避免职业性危害的发生或将危害程度降到最低。护理职业防护指在护理工作中，针对职业有害因素采取有效措施，以保护护士免受职业有害因素的危害，或将危害程度降到最低。

### （二）护理职业防护的意义

**1. 保障患者的安全**　护理安全是临床护理的核心目标，是衡量护理质量的重要指标之一。护理差错和不良事件会给患者的生理和心理带来不同程度的损伤，甚至威胁生命，还会增加患者及其家庭的经济负担。护理安全措施的落实，将有力保障患者安全，提高护理质量。

**2. 减轻护士的职业压力** 护理不安全事件的发生会让护理人员产生巨大的压力，包括来自患者及其家属、同事、领导和社会舆论等方面的压力，事件本身也会对护理人员造成莫大的压力，甚至造成"职业倦怠"。

**3. 创建和谐的护患关系及医疗环境** 提高护理质量，保障护理安全，有利于树立护理人员的良好形象，也有助于构建和谐的护患关系，避免因为护理失误而与患者及其家属发生矛盾和争执，甚至诉诸法律。同时有利于创造和谐的医疗环境，树立医护人员良好的公众形象。

**4. 避免有限的社会卫生资源耗费** 护理不安全因素引发的后果，不仅使医院的形象受到破坏，还会增加医疗费用的支出及物资消耗，使医院成本上升。

## 二、护理安全的影响因素

### （一）管理因素

管理者思想麻痹、管理不力、要求不严是导致护理安全事件的重要因素之一。如制度不健全，流程不合理，监控不严格，对护理工作环节中的安全隐患缺乏预见性，未及时主动采取措施或措施不力，护理人员严重不足，配置不合理，或分工不恰当等。

### （二）人员因素

**1. 患者因素** 患者由于各种疾病原因导致其身体虚弱、活动受限、自控能力下降而易摔伤；感知觉及意识的障碍或疾病的痛苦状态使其躁动不安、失去自控能力而易跌倒或烫伤；免疫力低下使其易发生感染；心理压力过大使其注意力不集中而无法预警危险因素，也易发生伤害；患者认知程度不足导致遵医依从性不高，如自行调节输液速度、氧流量，自行服用药物，随意饮食等，也会带来安全隐患。

**2. 护理人员因素** 护士责任心不强，法律意识淡薄，不认真遵守和执行各项规章制度及操作规程；服务理念欠缺，沟通不到位，使患者在接受治疗护理过程中配合技巧及遵医行为受到影响；业务素质较差不能满足临床护理新技术、新业务开展的需求，在抢救过程中操作不娴熟，难以保证抢救效果，进而有可能给患者及自身职业带来安全隐患。

### （三）环境因素

**1. 医院布局及设施设备** 医院布局不合理，设施存在安全隐患。如非无菌区与无菌区未严格按要求分开；防鼠防蚊防蝇防蟑螂等设备不健全；地面过滑、无床挡等，均为不安全因素。

**2. 医院危险物品管理使用不当** 如氧气、酒精、汽油等易燃、易爆物品管理不妥，高压氧舱、放射性治疗、电烤灯、热水袋、冰袋等使用不当均会成为不安全因素。

**3. 医院治安管理不善** 如果病区探视管理不严，不法分子便有机可乘，偷盗等犯罪行为会给患者造成经济损失和精神负担，也是不安全因素。

### （四）诊疗因素

为促进患者康复，需要根据患者的病情采取一系列的检查和治疗，但是侵入性诊疗手段、放射性诊疗手段、外科手术等在协助诊断和治疗疾病的同时可能造成潜在的感染及组织损伤等。

## 三、护理安全的防范

### （一）加强教育，提高认识

重视护理职业安全教育，提高全体护理人员的安全意识，是保证护理安全的基础。定期开展护理安全教育，树立安全第一的观念，提高护士的职业风险防范意识，增强护理安全工作的自觉性，使护士明确良好的职业道德以及严格执行规章制度和护理操作规程，是确保护理职业安全的重要保证。

### （二）增强法治观念、提高法律意识

护理不安全因素引发的后果，要依据法律手段予以解决。因此，护士要加强法律知识的学习，增强法律意识、强化法律观念，做到知法、懂法、守法，以防范由法治观念不强而引起的护理缺陷，并学会运用法律武器维护自身的合法权益。

### （三）重视专业理论与技能训练

临床上由护理技术缺陷引发的不安全因素的原因多是护士理论基础知识不扎实、知识面窄、操作技术水平不熟练、临床经验不足、判断能力和应激能力较差。因此，提高护士业务能力是护理安全的基本保障，可通过分期、分批、有计划、系统地培养提高不同层次护士的专业水平和技术能力，从根本上解决由护理技术缺陷引发的不安全因素，促进护理安全工作的落实。

### （四）建立护理安全分级管理体系

医院应实行"护理部（或分管护理的副院长）－科护士长－病区护士长"三级目标管理责任制，从上至下成立护理安全领导小组，对护理安全进行有效监控，责任明确，落实到位；重点监督护理活动中存在的潜在危险因素。护理物品的质量、性能等是否符合安全标准，检查护理物品是否为"三无"产品（无商标、无厂址、无合格证），加大对高风险科室（如手术室、急诊室、重症监护室等）的监控。

# 第 2 节　护理职业防护

护士特殊的工作环境及服务对象决定了护理职业的特殊性，使护士面临多种职业危害，如生物性危害、化学性危害、物理性危害及心理社会性危害等。为保障护士在为他人提供健康服务的同时，自身也能得到良好的职业防护、维护自身健康，减少职业暴露，预防、控制和消除职业危害是非常重要的。

## 一、概　　述

### （一）护理职业防护相关概念

**1. 护理职业防护**　指在护理活动中，防止一切职业损伤因素侵袭护士，采取有效措施保护护士免受一切不安全因素伤害，或将伤害降低到最低程度。

**2. 护士职业暴露**　指护士在特定的工作环境中，在为患者提供护理活动的同时，自身常受到周围生物、物理、化学及社会心理因素的侵袭。如接触污染的注射器、针头、各种导管等，暴露于感染患者的血液、体液及排泄物污染的环境中；接触光、热、电离辐射、消毒剂等和工作压力过大，暴露于各种理化因素和心理损伤因素之中。

**3. 普及性预防**　指护士在为患者提供护理活动时，只要有可能接触到患者或其他医务人员的体液或血液，不论是否有阳性指标，都应将其视为有潜在的传染源加以防护。

**4. 标准预防**　指将所有患者血液、体液（不包括汗液）、分泌物、排泄物均视为具有传染性，根据传播途径，建立相应规范的隔离措施，防止感染发生。

### （二）护理职业防护的意义

**1. 提高护士职业生命质量**　护理职业防护既可以避免职业性有害因素对护士造成身体上的伤害，

又可以减轻不良的心理-社会因素对其造成心理上的压力,还可以控制环境及行为不当引发的不安全因素,从而维护其健康的生活状态,提高其职业生命质量。

**2. 科学规避护理职业风险** 通过护理职业防护知识、技能的学习与培训,可以提高护士的职业防护意识,使其在工作中严格履行职业规范要求,有效控制职业性有害因素,科学规避护理职业风险。

**3. 营造和谐安全的工作氛围** 和谐安全的护理职场环境可使护士产生心理上的愉悦感及职业的安全感、认同感和自豪感,使其心理压力得到缓解、精神卫生状况得到改善,从而提高其职业的适应能力。

## 二、职业损伤的危险因素

在护理活动中,直接威胁护士安全和健康的危险因素主要包括生物因素、化学因素、物理因素和心理社会因素。

### (一)生物因素

生物因素主要是指医务人员在从事诊断、治疗、护理及检验等工作过程中,意外沾染、吸入或食入的病原微生物或含有病原微生物的污染物。细菌和病毒是护理工作环境中最常见的生物性因素。常见的致病菌有金黄色葡萄球菌、肺炎球菌、大肠杆菌等,经呼吸道、消化道、皮肤等途径感染护士;常见的病毒有肝炎病毒、柯萨奇病毒、艾滋病病毒等,多经呼吸道和血液传播。

### (二)化学因素

化学因素是指护士在从事诊疗、护理过程中以多种途径接触到的化学物质。最为常见的是接触多种消毒剂、抗肿瘤化疗药物、麻醉废气等,护士经常接触这些物质可造成一定程度的潜在损害。

**1. 化学消毒剂** 经常接触且容易对护士造成损伤的化学消毒剂有甲醛、过氧乙酸、戊二醛、含氯消毒剂等。轻者可引起皮肤、眼睛、呼吸道等的刺激症状,如皮肤发痒、流泪、气喘等,严重者可造成肝、肺甚至神经系统的损害。

**2. 化疗药物** 长期接触化疗药物,若防护不当其可通过皮肤、呼吸道、消化道等途径入侵人体造成潜在危害,可引起白细胞减少、流产率增高,严重者会有致癌、致畸、致基因突变等损害。

**3. 麻醉废气** 吸入性麻醉药可以污染手术室空气,若室内排污设备不完善,长期接触导致麻醉废气在体内蓄积造成慢性氟化物中毒,导致遗传与生育功能等受到影响。

### (三)物理因素

在护理活动中,造成职业损伤常见的物理因素有锐器伤、放射性损伤、温度性损伤、负重运动损伤和噪声等。

**1. 锐器伤** 是医院内常见的职业性损伤之一,护理人员是医院中锐器伤发生率最高的职业群体。污染锐器的伤害是导致血源性传播疾病的重要途径,目前多项研究证实在20多种可通过针刺伤接种传播的病原体中,最常见、最危险的是乙肝病毒(HBV)、丙肝病毒(HCV)和人类免疫缺陷病毒(HIV,即艾滋病病毒)。

**2. 放射性损伤** 在护理工作中,护士常接触到紫外线、激光射线等放射性物质,如防护不当,可导致不同程度的皮肤、眼睛受损和免疫功能障碍等。

**3. 温度性损伤** 常见的温度性损伤有热水袋、热水瓶等所致的烫伤;乙醇等易燃易爆物品引起的烧伤;使用频谱仪、红外线烤灯等引起的灼伤。

**4. 负重运动损伤** 护理人员因工作特点,经常需要移动或举高一些重物,容易诱发颈、肩、腰背部职业性肌肉骨骼疾患,其中最常见的是职业性腰背痛。另外,手术室护士长期站立还易引发下肢水肿、静脉曲张等损伤。

**5. 噪声** 医疗仪器的报警声、铃声等噪声,可导致血管收缩、血压升高、心率加快,甚至诱发心律失常。同时,噪声还会给医护人员造成心理压力,并使操作者精神涣散、注意力不集中等。

### (四)心理社会因素

护理工作量大,环境差,患者要求高,工资及福利待遇偏低,人际关系复杂,这些都会导致护理人员产生心理压力,对生理和心理健康造成不同程度的影响。主要表现为头痛、乏力、心慌、焦虑、沮丧、厌倦、饮食过度或厌食、吸烟、饮酒等。

## 三、常见护理职业损伤的防护

### (一)生物性损伤的职业防护

**1. 手卫生** 护士在接触患者前、无菌操作前、接触患者后、接触患者体液后、接触患者周围环境后,五个关键时刻均应进行手卫生。

**2. 避免直接接触血液或体液** 护士在进行护理操作时,必须选择性采取防护措施,包括使用手套、口罩、护目镜及隔离衣等。

**3. 安全处理锐利器具** 严格按照操作规程处理针头、手术刀及安瓿等锐器。

**4. 医疗废物及排泄物处理** 固体废弃物放入医疗垃圾袋内,密封后贴上特殊标记,由专人收集、转运至医疗垃圾暂存点,并由专业医疗废物公司处理;排泄物和分泌物等污物倒入专用密闭容器内,经消毒后处理。

 链接 **HIV 暴露分级**

HIV 职业暴露分为三级。一级暴露:暴露源沾染了有损伤的皮肤或者黏膜,暴露量小暴露时间较短。二级暴露:暴露源沾染了有损伤的皮肤或者黏膜,暴露量大且暴露时间较长;或为暴露源刺伤或者割伤皮肤,但损伤程度较轻,为表皮擦伤或者针刺伤时。三级暴露:暴露源刺伤或者割伤皮肤,损伤程度较重,深部伤口或割伤物有明显可见的血液。

### (二)化学性损害的职业防护

护士在护理活动中,如果使用化学消毒剂或化疗药物时操作不规范,将会导致护士受到不同程度的伤害。

**1. 化学消毒剂损害的职业防护**

(1)严格遵守使用原则 熟练掌握常用化学消毒剂的性能功效、操作规程,严格掌握消毒剂的有效浓度和剂量,使消毒剂在达到消毒目的的同时,保证安全。

(2)避免直接接触 在使用和配制化学消毒剂时,要戴口罩、帽子和手套,化学消毒剂不慎溅到皮肤或眼睛时,应立即用清水反复冲洗,防止造成损伤。

(3)防止环境污染 对易挥发的消毒剂,要阴凉通风密封保存,防止挥发、渗漏造成环境污染。

(4)注意细节 如消毒剂浸泡的物品使用前需用无菌生理盐水冲净;环氧乙烷消毒的物品须气体散尽后才能使用;甲醛熏蒸空气消毒后,通风 2 小时后人员才能进入。

**2. 化疗药物损害的职业防护**

(1)配药前准备 ①配制化疗药物需配备垂直层流的Ⅱ级、Ⅲ级生物安全柜,防止有毒气体溢出和再循环;②操作室要分清洁区和污染区,操作台覆盖一次性防渗透防护垫;③建立配有空气净化装置的静脉药物配置中心。

（2）配药操作规程　①配药前先洗手，主动佩戴防护用具，严格按照无菌技术操作原则进行各项操作；②在操作台中央部位进行配药操作；③配制化疗药物时，避免正压或强负压操作防止产生气雾，应推入等量空气，将药液吸出；④打开玻璃安瓿药物配制时，应轻敲其顶部和颈部，使用无菌纱布包裹瓶颈，如药液为粉剂将溶媒沿瓶壁注入瓶底，待药液浸透后再混匀；⑤抽取药液不能超过注射器容量的 3/4，防止注射器活塞脱出；⑥抽取药液后在空瓶内排气完毕再拔针；⑦手套破损时及时更换；⑧若不慎将药液溅到皮肤上或眼睛里应立即用肥皂水和大量清水局部冲洗至少 15 分钟；⑨药液配置好放在防渗漏无菌巾上备用。

（3）配药后废物处理　①立即对废物进行分类收集，化疗药物性医疗废物应与其他医疗废物严格分开；②化疗后产生的废物及污染的物品（如注射器、一次性手套等），用密闭、坚硬、防漏的容器收集，3/4 满时封口，并注明"化疗药物性损伤性废物"；③用 75%乙醇擦拭柜子内部及操作台；④操作完毕后，脱去手套用肥皂及流水彻底洗手。

（4）化疗护士的要求　化疗护士应经专业培训，增强防护意识，主动执行防护措施。化疗护士应加强锻炼，增强体质，定期体检，监测自身的健康状况。虽然化疗工作中存在一定的危险性，但只要护士从思想上重视，规范操作，加强防护措施，化疗药物对护士的危害是完全可以防范的。

### （三）锐器损伤的防护

锐器损伤是一种由医疗利器，如注射针头、缝合针、各种穿刺针、手术刀、剪刀、碎玻璃、安瓿等造成的意外伤害。

**1. 职业防护措施**

（1）加强安全防护　护士为患者进行侵入性治疗时，光线要充足，器械传递时要熟练规范，并特别注意防止被针头、缝合针、刀片等锐器刺伤或者划伤。使用后的锐器应当直接放入耐刺、防漏的锐器盒，以防刺伤。

（2）纠正损伤危险行为　严禁用手直接接触污染的针头、刀剪等锐器；严禁直接用手分离污染的针头、双手回套针头帽；严禁直接传递锐器（用弯盘或托盘传递）；严禁徒手携带裸露针头；严禁直接接触医疗垃圾。

（3）规范锐器操作行为　使用后的注射器单手回套针帽，经三通及静脉留置针进行静脉给药，折安瓿时先锯痕再用纱布包裹折断。

（4）规范管理医疗垃圾　严格执行医疗垃圾分类标准，锐器不与其他医疗垃圾混放，使用符合国际标准的锐器回收器，医疗垃圾按要求封口，固定放置，并有明确的标志。

（5）加强沟通取得合作　为患者治疗时，要先解释，取得患者合作，以减少不必要的患者损伤。

（6）器具选择　选择使用新一代的安全产品，如安全自毁注射器、一次性安全输液器等。

**2. 紧急处理方法**

（1）锐器伤口的处理　立即从近心端向远心端挤出伤口部位的血液避免在伤口局部来回挤压，避免产生虹吸现象，反而将污染血液吸入血管，增加感染机会。并用肥皂清洗伤口并在流动水下冲洗 5 分钟，再用 2%碘伏消毒浸泡 3 分钟。

（2）报告登记　一般在伤后 48 小时报告医院职业安全监控部门及科室领导，并将损伤情况及过程进行详细登记，以便跟踪观察及治疗处理。

（3）寻求专业人员评估及处理　一般 72 小时内做 HIV、HBV 等的基础水平检查；可疑暴露于 HBV 感染血液、体液时，注射抗 HBV 高价抗体和乙肝疫苗；可疑暴露 HCV 感染血液、体液时，尽快于暴露后做 HCV 抗体检查；可疑暴露于 HIV 感染血液体液时，在 4 小时内，最迟不超过 24 小时给予用药，然后随访跟踪，医学观察。

### （四）负重伤的防护

由于护理工作的职业特点，护士需协助患者移动、更换体位及挂输液瓶等，负重过度用力不当，容易造成肌肉、骨骼、关节的损伤。其中较常见的损伤是腰椎间盘突出、腰背伤等，一旦受到损伤，将影响正常的工作和生活，因此，预防职业性腰背损伤，降低职业危害，是不可忽视的问题。

（1）加强身体锻炼　通过健美操、广播体操、瑜伽、太极拳等方式坚持锻炼，以提高组织的柔韧性，关节的灵活性，改善局部的血液循环，预防椎间盘的退变及下肢静脉曲张。

（2）保持正确的工作姿势　站位或坐位时，保持腰椎伸直，避免过度屈曲造成腰部韧带劳损。弯腰搬重物时，伸直腰部，双脚分开，屈髋下蹲，后髋及膝部用力，挺腰搬起重物。站立时，双下肢轮流支撑身体重量，适当踮脚，促进小腿肌肉的收缩及静脉血的回流。工作间隙期适当变换体位或姿势，如尽量抬高下肢或锻炼下肢，促进血液回流。

（3）使用劳动保护用品　工作时间护士佩戴腰围以加强腰部的稳定性，休息时解下，避免造成腰肌萎缩。协助体重大的患者翻身时适当采用合适的辅助器材，如过床易等，减轻工作负荷。穿软底鞋、弹力袜可促进下肢血液的回流。

（4）养成良好的生活习惯　选用硬度和厚度适宜的床垫。均衡营养，多摄取富含维生素 B 和维生素 E 的食物，以营养神经、改善血液循环。

（5）避免过重的工作负荷　在工作中合理排班，实施弹性排班和轮班的方法，避免护士工作强度过大、一次性工作时间过长加重身体负荷，减轻护士的职业压力。

## 自 测 题

**A1 型题**

1. 护士由锐器伤感染的疾病主要是（　　）
   A. 弓形虫病　　　　　B. 疟疾
   C. 肝炎和艾滋病　　　D. 伤寒
   E. 新型冠状病毒感染

2. 用锐器盒收集废弃针头时，不能超过盒子容量的（　　）
   A. 1/4　　　　　　　B. 1/3
   C. 1/2　　　　　　　D. 2/3
   E. 3/4

**A2 型题**

3. 患者，男，47 岁，肺癌术后化疗。护士在给其行 PICC 置管过程中发现手套破损，此时应（　　）
   A. 用无菌纱布覆盖破损处
   B. 用消毒液消毒破损处
   C. 用胶布粘贴破损处
   D. 加戴一副手套
   E. 立即更换手套

4. 患者，男，30 岁。因腹痛、腹泻 3 小时入院，原因待查。接待患者入院时，患者出现了呕吐。责任护士为其倾倒呕吐物时，应采取的预防措施是（　　）
   A. 穿隔离衣　　　　　B. 戴手套
   C. 穿防水围裙　　　　D. 戴防护面罩
   E. 戴防护镜

5. 防止化学烧伤主要是防止易烧伤人体的化学药品与人体接触，下列措施可能会造成烧伤危险的是（　　）
   A. 在搬取化学药品和进行操作时，一定要注意防止滑倒
   B. 按规定穿好劳动保护用品
   C. 废弃的化学药品可以扔进垃圾桶处理
   D. 化学药品不乱放，用完放到原来的位置
   E. 规范操作，养成良好的操作习惯

（刘　珊）

# 第9章
# 护理伦理

## 第1节　道德与伦理概述

### 一、道　德

#### （一）道德的概念

道德一词起源于拉丁文"mores"，其原意为风俗、习俗、性格，后引为道德规范、行为品质、善恶评价等含义。道德是以善恶为标准，通过内心信念、传统习惯和社会舆论来调整人与人之间以及个人与社会之间关系的行为规范的总和。道德是在一定的社会经济基础之上产生的社会意识，是人类特有的精神生活。

#### （二）道德的结构

道德由道德活动、道德关系和道德意识三要素构成。

**1. 道德活动**　是指人们依据一定的道德观念、道德原则和规范所进行的具有善恶意义的个体行动和群体实践。主要包括道德行为选择、道德评价、道德教育和道德修养等形式。

**2. 道德关系**　是指在一定社会或阶级的道德意识、道德原则和规范支配下形成的，并以某种特有的活动方式而存在的相对稳定的社会关系体系。

**3. 道德意识**　是指人们在道德活动及道德关系中形成并能影响它们的思想、观点、理论、规范等主观认识的成果，包括个人的道德意识（如道德观念、道德情感、道德理论观点等）和社会的道德意识（如道德戒律、道德格言、道德要求等）。

道德意识是道德关系形成的思想前提，又是道德活动的支配力量；道德关系是道德意识的现实表现，它以道德活动为载体，规定人们的道德活动；道德活动是道德意识形成的现实基础，又是道德关系得以表现、保持、变化和更新的重要条件。三者相互联系、相互制约。

#### （三）道德的功能

道德的功能主要表现在以下几个方面。

**1. 认识功能**　道德教导人们正确认识自己的社会角色、责任和义务，引导人们认识社会道德生活的规律和原则，从而正确选择自己的行为和生活方向。

**2. 教育功能**　道德通过道德示范、激励等手段，形成社会风尚、树立道德榜样、塑造理想人格，以感化和培养人们的道德观念、道德情感、道德行为和道德品质。

**3. 调节功能**　通过社会舆论、风俗习惯、内心信念等形式，以善恶标准去调节各种社会关系，使人与人、人与社会之间的关系趋于和谐。调节功能是道德最主要的社会功能。

**4. 评价功能**　道德评价是一种巨大的社会力量和人们内在的意志力量。道德是人以评价来把握现实的一种方式，通过把周围社会现象判断为善与恶而实现。

## 二、伦理和伦理学的基本概念

### （一）伦理

"伦"是指人伦，即人与人的关系。"理"是指物质本身的纹路、层次，客观事物本身的次序、事物的规律等。伦理本意是人们处理人与人、人与社会关系时应遵循的道理和准则。现代意义上的伦理具有两层含义：①处理人与人之间关系的准则，是人类社会特有的行为规范；②道德理论，即协调人与人之间关系的行为准则。

### （二）伦理学

伦理学是指专门以道德为研究对象，并揭示其起源、本质、作用及其发展规律的科学。作为哲学的一个分支，伦理学是对人类道德生活进行系统思考和研究的一门科学。道德和利益的关系问题是伦理学的基本问题。

# 第2节　护理道德和护理伦理

 案例 9-1

患者，男，62岁，癌症晚期，患者并不知道自己患癌且濒临死亡，家属担心患者承受不住打击，决定不让患者知道实情。但患者非常焦虑，希望知道自己的病情，以便处理自己的一些事情，并且表示无论自己的病情如何，都做好了心理准备。

问题：1. 此时护士如何做？

2. 结合本案例说明护士选择护理行为时，应考虑哪些伦理原则？

## 一、护理道德和护理伦理概述

### （一）护理道德与护理伦理

护理道德是社会道德在护理实践领域中的特殊体现，是护理人员在护理领域内处理各种道德关系的职业意识和行为规范。

护理伦理以护理道德为研究对象，主要研究护理道德的产生、发展、变化规律及如何运用护理道德原则与规范去调整护理人际关系，解决护理实践中的伦理道德问题。

护理伦理学是以一般的伦理学基本原理为指导，研究护理道德的一门独立学科，是研究护士在为患者和社会提供服务过程中应当遵循的道德原则和规范的科学。

### （二）护理伦理的研究对象

护理伦理学以护理工作中的道德现象、道德关系及其发展规律作为自己的研究对象。

**1. 护理道德现象**　是指护理领域中普遍存在的各种道德关系的具体体现，它主要包括护理道德的意识、规范、活动三方面。

（1）护理道德意识　是指护士在处理护理道德关系实践中形成的护理道德思想、观念和理论。

（2）护理道德规范　是评价护士行为的道德标准，判断护理道德活动善恶、荣辱、正义与非正义等的行为准则。

（3）护理道德活动　是指护士按照一定的伦理理论和善恶观念而采取伦理行为，开展伦理活动的总和。

**2. 护理道德关系** 是指在护理领域中按照一定道德观念形成的人与人、人与社会之间的关系。

（1）护士与患者之间的关系 护患关系是护理工作中首要的、基本的关系，是护理伦理学研究的核心问题和主要对象。

（2）护士与其他医务人员之间的关系 护士与其他医务人员之间彼此协作、相互配合是完成整个医疗活动的前提条件。因此，这些工作关系也是护理伦理关系的重要组成部分。

（3）护士与社会的关系 护士的职责并不仅限于院内护理，还需对整个社会中的人群承担健康责任，护理活动本身就是一种社会性的活动。在护理实践中，护士不仅要考虑到某个个体的局部利益还要考虑到公众的整体利益，如卫生资源的分配、环境污染等，护士与社会之间的关系因而也成为护理伦理学研究的对象。

（4）护士与护理科学、医学科学发展之间的关系 护理科学和医学科学的迅速发展以及医学高新技术在临床上的应用，势必带来许多道德问题，如生与死的控制、人类行为与生态平衡等问题，这些问题都涉及护理行为道德与否的争论。因此，护士与护理科学、医学科学发展之间的关系，是护理伦理学研究的又一重要内容。

### （三）护理伦理的研究内容

护理伦理的研究内容可以概括为四个方面。

**1. 护理道德基本理论** 包括护理道德的起源、本质和发展规律，护理道德的特点和社会作用，护理道德的理论基础，护理道德与护理学、医学、社会学等的关系。

**2. 护理道德规范体系** 包括护理道德的基本原则、基本规范和基本范畴，护士在不同领域、不同护理方式、不同学科的具体道德规范和要求等。

**3. 护理道德实践活动** 包括护理伦理决策、监督、评价、考核、教育和修养等。

**4. 护理道德实际难题** 是指护理实践中，因推行新技术或开辟新的领域而产生的难以解决的道德问题。包括在人工生殖技术、基因技术、器官移植、卫生资源分配等方面产生的与传统道德发生冲突的一些道德问题。

### （四）护理伦理基本原则

护理伦理原则是指导护理行为的准则，主要包括尊重原则、有利原则、不伤害原则、公正原则。

**1. 尊重原则（principle of respect）** 是指护士应尊重患者及其家属的独立、平等的人格尊严和患者的自主权利。尊重原则首先要求尊重患者的自主性，自主是尊重原则的核心概念和理论基础。

（1）尊重患者的人格权 所谓的人格权就是一个人生下来即享有并应该得到肯定和保护的权利。如生命权、健康权、人格尊严权、隐私权、名誉权、人身自由权、姓名权、肖像权、遗体权等，要求护士在护理实践中给予尊重和维护。

（2）尊重患者的自主权 自主权即个体做自我决定的权利，尊重患者的自主权是护理实践的基础。在对患者进行治疗和护理过程中，应尊重患者对有关自己医疗护理问题的自主决定。患者的自主权不是绝对的，自主原则并不适合所有患者，患者的自主权利只适用于能做出理性决定的患者，有些患者会因身体及心理的情况而降低其自主性，如婴幼儿，精神障碍、意识丧失的患者等，由于其本身不具备理性的思考和判断能力而不具有自主决定的能力，对这类患者护士应体现主动保护和恢复健康的作用。在护理实践中，护士尊重患者的自主权体现为患者的知情同意。

**2. 有利原则（principle of beneficence）** 是护士始终把患者健康利益放在首位，并将其作为选择护理行为的首要标准。有利原则具体体现在护士要树立全面的利益观，关心患者的客观利益（镇痛、康复、节约费用等）和主观利益（合理的心理需求和正当的社会需求）；为患者提供最优的护理服务；尽力减轻患者受伤害的程度；综合考虑患者、他人及社会利益。

**3. 不伤害原则（principle of non-maleficence）** 指在采取医疗护理措施时，避免对患者身心造成不应有的伤害，是医疗卫生服务中的最低标准。在临床护理实践中，护士要强化以患者为中心的宗旨，减少意外伤害的发生，用评判性思维评估并选择适合患者的最佳护理方案，以最小的损伤获得患者最大的利益。

**4. 公正原则（principle of justice）** 公正指在处理患者之间、患者与社会之间的利益关系时，要做到公平正直、合情合理。公正包括两方面内容：一是人际交往的公正；二是医疗资源分配公正。人际交往公正要求护士在临床实践活动中面对各种不同种族、肤色、年龄、职业的人，给予公正和平等的护理。医疗资源分配公正要考虑三个因素：①应考虑到根据需要来对待每个人；②应符合生命质量不断优化、提高的需要；③应考虑护患之间认识上的差距，使资源的分配有利于疾病的缓解、患者的康复和长寿。

## 二、护理道德的基本规范与范畴

### （一）护理道德的基本规范

为了更好地贯彻落实《护士条例》，为全国护理工作者提供护理伦理及执业行为的基本规范，2008年，中华护理学会组织专家，在借鉴国内外经验和广泛征求意见的基础上，制定了《护士守则》。全国护理工作者应以《护士守则》为准则，恪尽职守，诚信服务，为人民的健康努力提供高质量的护理服务。

### （二）护理道德的基本范畴

护理道德范畴是指能够反映护理道德现象及其特征和关系等普遍本质的基本概念，主要有权利、义务、情感、荣誉、良心、审慎。

**1. 权利** 是指患者对医疗卫生事业享有的权利和利益以及护士在护理工作中应有的权利和利益。护理伦理权利内容包括患者的权利和护士的权利，护士权利的实质是维护、保证患者权利、医护权利和健康权利的实现。

**2. 义务** 是个人对他人、社会及集体应履行的道德责任和使命，其实质是一种客观的外在使命、职责和任务。它意味着无条件地去履行自己的职责，受经济关系、阶级关系及社会关系的影响和制约。护理道德中的义务，是指护士自觉地履行防病治病、救死扶伤，维护人们健康的道德责任。护士在自觉履行道德义务中，自身道德也得到了不断的完善和升华。

**3. 情感** 是人对客观事物的态度体验和心理反应。护理道德情感是护士根据一定的护理道德准则，在处理护患关系、评价护理行为时所产生的一种情绪体验。

**4. 荣誉** 是对道德行为的社会价值所做出的公认的客观评价和主观意向。护理道德的荣誉，是指护士在履行自己对社会和患者的义务之后，得到社会舆论的公认和褒奖，也是个人对自己护理行为的社会后果及社会评价所产生的满足感。

**5. 良心** 是人们在履行对他人、对社会的义务过程中，对自己行为应负的道德责任的一种主观认识和自我评价能力，是一种内在的、被人们自觉意识到并隐藏于内心深处的使命和责任感。护理道德的良心是护士在对患者和社会实践中，对自己的职业行为负有的道德责任感和自我评价能力，是一定的护理道德观念、情感、意志和信念在个人意识中的统一。

**6. 审慎** 是周密谨慎的意思，是人们在行为之前的思考与行为过程中的小心谨慎。它是护士对患者和社会履行义务的高度责任心和事业心的具体体现，是每个护士不可缺少的道德修养。

护士审慎的深层本质是对患者高度的责任心和严谨的科学态度，审慎主要表现在语言审慎和行为审慎两个方面。

（1）语言审慎　语言能治病，也能致病。因此，护士与患者在沟通交流时要用尊重患者人格的语言，用通俗易懂、安慰、鼓励的语言，帮助患者降低焦虑、恐惧，增强战胜疾病的信心。

（2）行为审慎　护士在护理工作中必须保持认真谨慎的态度。在护理活动的全过程中要严格遵守各项规章制度和操作规程，严格执行查对制度。

链接　**中华护理学会护士守则**

1. 护士应当奉行救死扶伤的人道主义精神，履行保护生命、减轻痛苦、增进健康的专业职责。
2. 护士应当对患者一视同仁，尊重患者，维护患者的健康权益。
3. 护士应当为患者提供医学照顾，协助完成诊疗计划，开展健康教育，提供心理支持。
4. 护士应当履行岗位职责，工作严谨、慎独，对个人的护理判断及执业行为负责。
5. 护士应当关心、爱护患者，保护患者的隐私。
6. 护士发现患者的生命安全受到威胁时，应当积极采取保护措施。
7. 护士应当积极参与公共卫生和健康促进活动，参与突发事件时的医疗救护。
8. 护士应当加强学习，提高执业能力，适应医学科学和护理专业的发展。
9. 护士应当积极加入护理专业团体，参与促进护理专业发展的活动。
10. 护士应当与其他医务工作者建立良好关系，密切配合、团结协作。

# 三、护理人员的道德修养

护理道德修养是培养护士高尚情操的重要途径，它关系到每个护士的道德面貌和道德水平。

## （一）护理道德修养的含义

护理道德修养是指护士在培养护理道德意识和护理道德品质方面进行自我教育、自我锻炼和自我提高的行为过程以及由此形成的护理道德情操和所达到的道德境界。

护理道德修养的目标是要通过对护理道德原则及规范的认识和体验，使护士形成稳定的区别善良与邪恶、光荣与耻辱、高尚与卑鄙、诚实与虚伪等方面的道德观念，形成符合道德要求的内心信念，在无人监督或无人知晓的情况下，都能自觉地按护理道德原则开展临床护理工作。

## （二）护理道德修养的途径和方法

护理人员进行道德修养，达到高尚的护理道德境界，树立崇高的护理道德理想，最根本的途径和方法就是通过护理道德实践，坚持理论与实践的统一，在改造客观世界的同时，改造自己的主观世界。同时护理道德修养也要依靠全社会及行业的规范才能实现。

**1. 行业规范的建立及完善**　职业道德以条例等形式规定了从业人员的权利与义务，以提倡及约束的形式规范了从业人员的从业行为，以外因的方式培养了从业人员的职业道德规范。因此，护理专业组织应加强护理道德伦理规范的建设，并形成完善的职业道德伦理规范要求，从而使护士能在行业要求下规范职业道德行为。

**2. 提高个人道德修养**　护理道德修养是一种自觉的理性活动，是将道德理论、原则、规范转化为个人的道德意识和行为的活动。护理人员需要从以下方面加强个人道德修养：

（1）不断学习　一方面，护士要学习科学的理论，特别是护理伦理学理论，并将理论知识转化为个人思想觉悟和品德；另一方面，护士要学习科学文化知识，特别是护理科学知识和人文知识，提高自身的专业素质,并转化为观察和处理问题的能力。

(2)坚持实践 护士高尚的护理道德的形成来自护理实践中,只有在实践中才有机会检验自己对理论的掌握程度,进一步完善自身的道德修养,培养并提高自己的道德品质。

(3)持之以恒 护理道德修养贯穿于护理人员职业生涯的始终,其内容也会随着社会和护理科学的发展而不断地变化发展。良好护理道德品质的形成,需要培养坚持不懈,持之以恒的信心。

(4)坚持慎独 慎独是指在个人独处、无人监督时,仍然坚持道德信念,自觉遵守道德原则,按道德规范行事。慎独是对护士护理道德水平的考验。提升护理道德修养境界,贵在自觉,重在慎独。

### 医者仁心

#### 技术精湛、心怀大爱的"快手护士长"

丁敏,山东第一批援助湖北医疗队副队长、重症护理组组长。刚到黄冈,她30小时不眠不休,带领队员1天时间就建立起大别山医院的第一个 ICU;作为有丰富护理经验的专家,她始终坚守在第一线,最累最危险的工作,总是冲在第一个;她仅用8秒就为一位不能脱离无创辅助通气的患者插上胃管,"快手护士长建立生命通道"的事迹被广为流传。在她的带领下,团队成员不畏艰难,斗志昂扬,在多学科的努力下,越来越多的重症患者转危为安。

## 自 测 题

**A1 型题**

1. 护理伦理学研究对象主要是（　　）
   A. 道德理论　　　　B. 道德评价
   C. 道德现象　　　　D. 道德规范
   E. 道德培养

2. 护士应当维护患者的隐私权,这一要求主要体现护理伦理学中的（　　）
   A. 有利原则　　　　B. 尊重原则
   C. 公正原则　　　　D. 不伤害原则
   E. 效用原则

**A2 型题**

3. 急诊室中,一名脑外伤昏迷的患者被安排首先接诊,这主要是体现（　　）
   A. 医疗自主原则　　B. 知情同意原则
   C. 双重效应原则　　D. 分配公正原则
   E. 医疗平等原则

4. 患者,女,65 岁,因患急性胆囊炎入院,治疗拟行胆囊切除术。术前护士及时了解患者心态,为其介绍手术的过程及注意事项,消除患者思想顾虑。护士的行为体现了尊重患者的何种权利（　　）
   A. 保护隐私权　　　B. 知情同意权
   C. 疾病认知权　　　D. 基本医疗权
   E. 医疗监督权

5. 某产妇剖宫产术后,一切正常。医生同意其出院请求但未及时开出院医嘱。产妇及家属提出回家,次日再到医院结账。但护士考虑到住院费用没有结清,不同意家属的要求。当家属不听护士的劝阻执意准备离开时,护士以为孩子沐浴为由抱走了孩子,导致产妇大哭。请问该护士的行为违反了伦理原则中的（　　）
   A. 行善原则　　　　B. 不伤害原则
   C. 公正原则　　　　D. 自主原则
   E. 公开原则

（王　建）

随着我国法制的健全、完善及人们维权意识的增强，护理工作中的法律问题已引起护理学术界和每位护理人员的高度重视。护理人员不仅要掌握专业知识和技能，还应学习与护理工作有关的法律、法规，自觉用法律手段规范，调整各种护理活动和行为，进一步提高护理服务质量，减少法律问题及纠纷，维护患者及护理工作者的权利，促进护理专业的发展。

# 第1节 概　　述

法律是由国家立法机关制定的行为规范准则，依靠国家强制力调整各种社会关系，其严肃性、公正性及强制性是其他规范手段都无法取代的。在社会生活中，个人或团体的行为必须与国家的法律、法规相一致，否则将受到法律的制裁。为确保护理行为合法化、规范化，避免医疗纠纷的发生，护士必须学法、懂法和用法。

## 一、医疗卫生法规

### （一）医疗卫生法的概念

医疗卫生法是由国家制定或认可，并由国家强制力保证实施的关于卫生方面法律法规的总和，是我国法律体系的重要组成部分。医疗卫生法通过规定人们在医疗卫生和医疗实践中的各种权利和义务，调整医疗法律关系和医疗卫生秩序，它反映了医疗卫生领域内人与人、人与自然之间的关系。

### （二）医疗卫生法的基本原则

医疗卫生法的基本原则是指贯穿于各种医疗卫生法律、法规之中的，对调整保护人民健康而发生的各种社会关系具有普遍指导意义的准则。

**1. 卫生保护的原则**　是指人人享有获得卫生保护的权利。如《职业病防治法》是为了预防、控制、消除职业病的危害，保护劳动者生命健康权而制定的。

**2. 预防为主的原则**　是指医疗卫生工作要坚持预防为主的方针，正确处理防病与治病的关系。无病防病，有病治病，防治结合，是预防为主原则总的要求。它有以下几个基本含义：①任何卫生工作都必须立足于防；②强调预防，并不是轻视医疗；③预防和医疗都是保护人体健康的方法和手段。

**3. 公平的原则**　是指每个公民都有依法享有改善卫生条件、平等获得基本医疗和保健的权利。公平原则的基本要求是合理配置可使用的卫生资源。

**4. 保护健康的原则**　本质上是协调个人利益与社会健康利益的关系，它是世界各国卫生法公认的目标。如从事医疗、护理的专业人员，在从业前应依法取得执业证书，否则不得从事医疗、护理工作。

**5. 患者自主的原则**　是指患者自己行使卫生法规所赋予的患者权利。目前，我国现行的卫生法律、法规已经从不同角度对患者的权利作出了明确、具体的规定。如医疗权、知情权、同意权、选择权、参与权、隐私权、申诉权、赔偿请求权等。

### （三）医疗卫生法的特点

**1. 以保护公民的健康权利为宗旨** 医疗卫生法的主要作用是维护公民的身体健康，体现在保证公民享有国家规定的健康权和治疗权及惩治侵犯公民健康权利的违法行为。

**2. 技术规范与法律相结合** 从法律上规定了防治疾病、保护健康的原则，最大限度地保障了就医人员的权益。如对那些没有按照医疗卫生技术规范操作并造成严重后果的医护人员应给予严惩。

**3. 调节手段多样化** 从可能侵害人体健康的多方面、多层次立法，并吸收、利用了其他部门的法律，增加了调节手段。如刑事制裁、民事制裁、行政制裁等。

### （四）医疗违法行为及法律责任

**1. 医疗违法行为** 是指个人、组织所实施的违反医疗卫生法律、法规的行为。根据违法性质及法律责任承担方式的不同，可分为医疗卫生行政违法行为、医疗卫生民事违法行为和医疗卫生刑事违法行为。

**2. 医疗违法法律责任** 是指违法行为的个人和单位必须承担相应的行政责任、民事责任及刑事责任。

（1）行政责任 是指个人、组织实施违反医疗卫生法律法规的一般违法行为而承担的法律后果，分为行政处罚和行政处分。①医疗卫生行政机关对违反卫生法律、法规、规章应受到制裁的违法行为，予以警告、罚款、没收违法所得、责令停产停业、吊销许可证等为行政处罚。②医疗卫生行政机关对违反法律、法规的下属工作人员实施的纪律惩罚，包括警告、记过、记大过、降级、开除等为行政处分。

（2）民事责任 是指根据民法及医疗卫生专门法律规范的规定，个人或组织对实施侵害他人人身、财产权的民事不法行为应承担的法律后果。民事责任主要是弥补受害方当事人的损失，以财产责任为主。

（3）刑事责任 是指行为人实施了犯罪行为，严重侵犯医疗卫生管理秩序及公民的人身健康权而依刑法应承担的法律后果。刑法规定：医务人员由于严重不负责任，造成就诊人死亡或者严重损害就诊人健康的，处三年以下有期徒刑或拘役。

### （五）医疗护理差错与医疗事故

**1. 医疗护理差错** 是指在诊疗护理过程中，医护人员因责任心不强、工作疏忽、不严格执行规章制度、违反医疗卫生管理法律、行政法规、部门规章和诊疗护理规范、常规，致使工作中出现过失，但经过及时纠正未给患者造成严重后果，未构成医疗事故。根据所造成的后果不同，医疗护理差错分为严重差错和一般差错。严重差错是指医护人员的诊疗护理过失行为已给患者的身心健康造成了一定的损害，延长了治疗时间，增加了患者的经济负担；一般差错是指尚未对患者的身心健康造成损害，或造成了患者轻度身心痛苦但无任何不良后果。

**2. 医疗事故** 是指医疗机构及其医务人员在医疗活动中，违反医疗卫生管理法律、行政法规、部门规章和诊疗护理规范、常规造成患者人身损害的事故。为了正确处理医疗事故及规范医务人员的医疗和护理行为，我国相继颁布了以下法律法规：《医疗事故处理条例》《医疗事故技术鉴定暂行办法》《护士条例》《医疗机构病历管理规定》《医院投诉管理办法》和《病历书写基本规范》。《医疗事故处理条例》规定，根据对患者人身造成的损害程度，医疗事故分为四级：

（1）一级医疗事故 造成患者死亡、重度残疾的。

（2）二级医疗事故 造成患者中度残疾、器官组织损伤导致严重功能障碍的。

（3）三级医疗事故 造成患者轻度残疾、器官组织损伤导致一般功能障碍的。

（4）四级医疗事故 造成患者明显人身损害的其他后果的。

**3. 医疗意外** 是指在诊疗护理工作中，由于无法抗拒的原因，患者出现难以预料和防范的不良后果的情况。医疗意外包括两种情况：①在医疗活动中，由于患者病情异常或者患者体质特殊而发生医疗意外；②在现有医学科学技术条件下，发生无法预料或者不能防范的不良后果。

## 二、护 理 立 法

护理法是由国家规定或认可的关于护理人员的资格、权利、责任和行为规范的法律法规，是以法律的形式对护理人员在教育培训和服务实践方面所涉及的问题予以限制。护理法中确立了护理的概念、独立性、教育制度、教学内容、教师的资格，护士的执业、考试及注册、行政处分原则等。护理法的各项内容具有法律的效力，对护理工作有约束、监督和指导的作用。每位护理人员都必须在护理法所规定的范围内发挥作用。

### （一）护理立法简史

护理立法始于20世纪初，各国为了消除当时护理工作的混乱现象，保证医疗护理质量，保证护理向专业化方向发展，先后颁布了适合本国政治、经济、文化特点的护理法。

1903年，美国的北卡罗来纳、纽约、新泽西、弗吉尼亚率先颁布了《护士执业法》。1919年，英国颁布了护理法。随后，荷兰、意大利、美国、加拿大、波兰、日本等国也相继颁布了护理法或护士法。1947年国际护士会出版了一系列有关护理立法的专著。1953年WHO发表了第一份有关护理立法的研究报告。1968年国际护士会特别成立了一个专家委员会，制定了护理立法史上划时代的文件——《系统制定护理法规的参考指导大纲》，为各国制定护理法必须涉及的内容提供了权威性的指导。

1982年卫生部发布《医院工作制度》和《医院工作人员职责》，规定了护理工作制度和各级各类护士的职责。1988年卫生部制定了《医务人员医德规范及实施办法》。为了加强护士管理，提高护理质量、保障医疗和护理安全，保护护士的合法权益，1993年3月26日，卫生部颁发了《中华人民共和国护士管理办法》（以下简称《护士管理办法》），自1994年1月1日起实施。《护士管理办法》主要确立了护士执业资格考试和护士执业许可制度。2002年2月20日，国务院通过了《医疗事故处理条例》，自2002年9月1日起实施。2002年7月31日，卫生部颁布了《医疗事故技术鉴定暂行办法》《医疗事故分级标准（试行）》。2004年8月28日，第十届全国人民代表大会常务委员会第十一次会议修订了《中华人民共和国传染病防治法》，2004年12月1日起施行。2008年，国务院颁布《护士条例》，卫生部颁布《护士执业注册管理办法》，均于2008年5月12日起实施。2010年，卫生部、人力资源社会保障部颁布了《护士执业资格考试办法》。2020年和2021年，国务院和国家卫生健康委员会分别对《护士条例》和《护士执业注册管理办法》的部分条款进行了修订。但从严格的立法意义上看，我国仍然没有正规的护理法。

### （二）护理立法的意义

**1. 促进护理管理法治化**　通过护理立法制定出一系列制度、标准、规范，将护理管理纳入规范化、标准化、现代化、法治化的轨道，使一切护理活动及行为均以法律为准绳，做到有法可依、违法必究，可有效保证护理工作的安全性和护理质量的提高。

**2. 促进护理学科发展**　护理立法可有效促进护理专业向专业化、科学化方向发展，为护理专业人才的培养和护理活动的开展制定法治化的规范和标准。

**3. 维护护士的权益**　护理立法使护理人员的地位、作用和职责范围有明确的法律依据，当他们在从事护理工作，履行自己的法定职责时能够受到法律保护，增强了护士的安全感。

**4. 维护服务对象的正当权益**　护理法规定了护士的义务和责任，护士不得以任何借口拒绝护理或抢救患者。对不合格或违反护理准则的行为，服务对象有权依据法律条款追究当事人的法律责任，从而最大限度地保护了服务对象的合法权益。

### （三）护理立法的基本原则

**1. 宪法是护理立法的最高原则**　宪法是国家的根本大法，护理法的制定必须在国家宪法的总则下进行，不能与国家已经颁布的其他任何法律、法规有抵触。

**2. 显示法律特征的原则**　护理法与其他法律一样，应具有强制性、稳定性和公正性的特征。制定的条款必须准确、精辟、科学而又通俗易懂。

**3. 符合本国护理专业实际情况**　护理法的制定既要借鉴和吸收发达国家护理立法的经验，又要从本国的文化背景、政治制度、经济水平出发，兼顾全国不同地区不同发展水平的护理教育和护理服务实际，确立切实可行的条款。

**4. 反映科学的现代护理观**　护理学已发展成为一门独立的学科，形成了一套较为完整的理论体系。护理法应能反映护理工作的专业性、技术性、安全性和公益性特点，以增强护理人员的责任感，提高护理服务的合法度。

**5. 注意国际化趋势**　为了使我国护理专业的发展与国际护理接轨，制定护理法必须站在世界法治文明的高度，把握国际化护理趋势，使法律条款尽量同国际上的要求相适应。

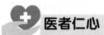 医者仁心

#### 最美丽的天使

顾云仙，绵阳市第三人民医院护士，2008年抗震救灾获得全国五一劳动奖章。2008年5月12日14时28分，汶川发生8.0级特大地震，绵阳市北川县成为重灾区。地震后，顾云仙作为急救队的一名队员，跟随12名医护人员一道于5月12日17时30分开赴北川。在抢救地震伤员期间，顾云仙在废墟中紧握着地震伤员李家庆的手鼓励他要坚持的瞬间，被新华社摄影记者拍到，被推荐为"汶川大地震最感人的十大瞬间"，并赞誉她为"最美女护士""最美丽的天使"。顾云仙代表了医护人员在抗震救灾期间顾全大局、甘于奉献的大爱情怀和不畏艰险、救死扶伤的天使风采。

# 第2节　护理工作中常见的法律问题

 **案例 10-1**

护士李某，在治疗中，误将2床患者的青霉素注射液注射给了3床患者，当她发现后，心里十分紧张，马上对3床患者进行严密观察，并没有发生青霉素过敏反应。李护士原本想把此事隐瞒下去，但反复考虑后还是上报给护士长，同时做了自我检查。

问题：1. 该护士的行为是否属于医疗护理差错？

　　　2. 护士应该怎么做，才能避免类似的事情发生？

在护理实践过程中，每位护士都应熟知护理职责的法律范围，最大限度地维护服务对象的合法权益，防止法律纠纷发生；同时，护士也应注意保护自己的合法权益，促进护患关系的和谐。

## 一、护士的法律责任

护士在执业中必须依法从事护理工作，遵守职业道德和医疗护理工作的规章制度及技术规范，正确执行医嘱，观察患者的身心状态，对患者进行科学的护理。

### （一）处理和执行医嘱

医嘱是护士对患者实施护理的法律依据，护士在执行医嘱时应注意以下几点：

1. 严格执行"三查八对"制度，确认无误后及时准确执行。不可随意篡改或无故不执行医嘱。

2. 护士处理医嘱时，若有疑问，必须向医生问明白，确认准确后方执行；若发现医嘱有明显错误，有权拒绝执行，并向医生提出；若明知该医嘱可能给患者造成损害，酿成严重后果，仍照样执行，护士将与医生共同承担所引起的法律责任。

3. 当患者或家属对医嘱提出疑问时，护士应立即核实医嘱的准确性，再决定是否执行，并向患者或家属作出适当的解释。

4. 当患者病情发生变化，应及时通知医生，并根据自己的知识和经验与医生协商，确定是否继续或暂停或修改医嘱。

5. 一般情况下不执行口头医嘱。在抢救、手术等特殊情况下，必须执行口头医嘱时，护士应向主管医生复诵一遍口头医嘱的内容，双方确认无误后方可执行。在执行完医嘱后，应及时记录医嘱的时间、内容、患者当时的情况等，并让医生及时补写书面医嘱。

### （二）护理记录

护理实践中，各种护理记录既是医生判断诊疗效果、调整治疗方案的重要依据，也是评判护理质量的标准之一。在医疗纠纷案件中，护理记录还是举证与举证倒置的直接依据。护士在书写临床护理记录时，应及时、准确、客观、真实、完整，不得涂改、隐匿或伪造。

### （三）执行独立性及合作性护理任务

护士应熟知护理权限，正确判断护理范围，严格按照护理规范、操作标准实施护理。超出护理权限或未按规范、标准进行护理，造成患者损害的，根据患者损害程度，护士将承担相应的法律责任。

### （四）入院与出院

护士根据自己的职权范围，严格按照医院的规章制度，对患者进行正确处理。接诊急救患者时，应以高度的责任心，全力以赴地配合其他救治人员进行抢救。如果因护士拒绝、不积极参与或工作拖沓而致患者残疾或死亡，可被起诉，以渎职罪论处。若患者拒绝继续治疗，要求自动出院，护士应耐心说服，患者或其法定监护人执意要求出院，则应让患者或其法定监护人在自动出院栏上签字，同时做好护理记录。

### （五）麻醉药品及其物品管理

麻醉药品是指对中枢神经有麻醉作用，连续使用后易产生身体依赖、形成瘾癖的药品。这里特指列入我国麻醉药品品种目录的药物，如哌替啶、吗啡等。临床上仅限用于术后、晚期癌症及一些危重患者的镇痛处理。护士若对这些药品进行窃取、盗卖或自己使用，则会构成贩毒、吸毒罪。

此外，护士工作中还会接触和保管一些贵重物品、医疗设备和办公用品等。若护士利用职务之便，将这些物品据为己有，情节严重者，将受到法律制裁。

## 二、护生的法律责任

护理工作必须由具备护士执业资格的护士来承担，才能保障护理质量和公众的就医安全。而护生是正在学习的护理专业的学生，尚未获得执业资格，从法律上讲，必须按照国家卫生健康委员会的有关规定，在执业护士的严密监督和指导下，为患者实施护理。护生在执业护士的督导下，发生差错事故，除本人要承担一定责任外，带教老师也应承担相应的法律责任。如果护生脱离带教护士的督导，擅自行事造成患者的伤害，就要承担法律责任。所以带教老师应严格带教，护生应虚心学习，勤学苦练，防止发生差错或事故。护生进入临床实习前，应明确自己法定的职责范围，严格遵守操作规程。

# 三、护理工作中潜在的法律问题

## （一）侵权行为与犯罪

侵权行为一般是指对人身权利不应有的侵犯；犯罪则是指一切触犯国家刑法的行为。前者可以通过民事方式（如调解、赔礼、赔物乃至赔款等）解决，后者则必然会被起诉而依法受到惩处。有时在同一护理活动中，侵权行为可与犯罪同时发生。侵权行为可不构成犯罪，但犯罪必定包含有被害者基本合法权益的严重侵犯。分清犯罪与侵权行为的关键是对护理行为目的和后果的正确鉴定。例如，患者有恢复健康、促进健康的权利。当他主诉病情时，护士没有认真听，引起患者的不满，这就侵犯了患者的生命健康权，通过调解、赔礼、道歉等予以解决。如果因为没有认真听而延误了抢救时机，引起死亡，这就是犯罪，应依法受到惩处。

## （二）疏忽大意与渎职

疏忽大意是指不专心致志地履行职责，因一时粗心或遗忘而造成客观上的过失行为。疏忽大意是工作责任心不强的表现，严重的疏忽大意，造成的较为严重的后果是渎职。渎职要追究法律责任，虽然一般的疏忽大意大都不予追究法律责任，但如果造成了严重的后果或极大的不良影响时，同样要追究其法律责任。

如果因疏忽大意的过失或过于自信的过失，造成患者出现不可挽回的损害，则构成过失犯罪。我国《刑法》规定："医务人员由于严重不负责任，造成就诊人死亡或者严重损害就诊人身体健康的，判三年以下有期徒刑或者拘役"。

## （三）收礼与受贿

受贿罪是指国家工作人员利用职务上的便利，为行贿人谋取私利，而非法索取、接受其财物或不正当利益的行为。救死扶伤是护士的神圣职责，护士不得借工作之便谋取额外报酬。但患者痊愈出院，对护士优良服务表示感激，向护士赠送一些纪念品时，不属于贿赂，如果是护士主动向患者或家属示意并收取大额资金、财物，则犯了索贿、受贿罪。

# 四、护理工作中法律纠纷的防范

## （一）强化法治观念

作为护士应强化法治观念，加强相关法律法规的学习，并将掌握的法律知识应用到护理实践中，依法从事护理活动，认真履行护士职责。

## （二）规范护理行为

护士在工作中应严格执行专业团体及工作单位的护理操作规程及质量标准要求，并不断学习，以最新的护理操作规程及质量标准，保证患者安全，防止法律纠纷的发生。

## （三）选择安全的工作环境

安全而有保障的护理环境，是提高护理质量、减少法律纠纷的保障之一。安全的护理环境应具备如下条件：

1. 根据患者数量及病情轻重安排相应数量及资格的护士。
2. 有正规的法令、政策、操作规程及相应的监督机制。
3. 全体护理人员学习新技术、新仪器的使用，仪器设备状态良好。

### （四）建立及维护良好的护患关系

建立及维护良好的护患关系是防止产生法律纠纷的重要措施之一。护士应尊重患者的人格、尊严、信仰及价值观等，坦诚与患者沟通，并注意换位思考，以自己的专业知识及能力，为患者提供高质量的身心护理，获得患者的理解与支持，减少法律纠纷的产生。

### （五）促进信息的沟通

护理实践中的沟通是多角度、多方位的交流。护士应加强与患者及其家属的沟通，以便及时了解患者的情况，准确解释患者及其家属提出的问题；加强与医生、护士及有关的其他人员沟通，反馈必要的信息，掌握治疗护理方案的变化，确保患者的安全。

### （六）做好各种护理记录

护理记录是护士书面沟通的重要渠道之一，也是重要的法律依据。准确、及时地做好护理记录，不仅是对患者负责的一种表现，也是医院质量管理水平的一种反映，在法律纠纷发生时还是重要的举证倒置的依据。

### （七）参加职业保险

职业保险是指专业从业者定期向保险公司交纳少量的保险费，在职业保险范围内一旦突然发生事故，由保险公司向受害者支付相应的赔偿。因此，如果护士参加职业保险，保险公司在规定的范围内为护士提供法定代理人，在败诉后代护士向受害人支付赔偿金，减轻护士的经济损失。职业保险是护士保护自己从业及切身利益的重要措施之一，虽然它不能完全消除护士在护理纠纷或事故中的责任，但在一定程度上帮助护士减轻了因事故发生对护士造成的负担。

 链接　医疗责任保险

医疗责任保险是我国市场由国外引进的一种职业险，可定义为：被保险医疗卫生机构和医务工作人员在诊疗的过程中，因专业过失造成了患者的人身伤害，依法理当由医疗机构担负民事责任赔偿时，由保险公司按照保险合同约定履行赔偿保险金义务的责任保险。《关于加强医疗责任保险工作的意见》（国卫医发〔2014〕42号）强调充分认识发展医疗责任保险对构建和谐医患关系的重要作用。

法律是强化护理管理，使护理专业走向法治化、规范化、科学化发展的重要保证。为了保护护士自身的正当权益，使其在工作实践中的护理行为与法的原则一致，护士应加强对相关法律、法规的学习，不断提高法律意识，尊重患者，关爱患者，尽职尽责，维护患者的生命健康。

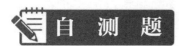 自 测 题

**A1 型题**

1. 为了加强护士管理，提高护理质量、保障医疗和护理安全，保护护士的合法权益，卫生部于（　　）年颁发了《中华人民共和国护士管理办法》

A. 1988 年　　　　　B. 1994 年

C. 1993 年　　　　　D. 2002 年

E. 2004 年

2.《护士条例》规定,护士延续执业注册有效期为(　　　)

　　A. 1 年　　　　　　　　B. 2 年

　　C. 5 年　　　　　　　　D. 3 年

　　E. 4 年

3. 《医疗事故处理条例》的实施时间是(　　　)

　　A. 2000 年 9 月 1 日　　B. 2001 年 9 月 1 日

　　C. 2002 年 9 月 1 日　　D. 2003 年 9 月 1 日

　　E. 2004 年 9 月 1 日

4. 三级医疗事故是指(　　　)

　　A. 造成患者轻度残疾、器官组织损伤导致一般功能障碍的

　　B. 造成患者心理损伤或器官组织轻度损伤

　　C. 造成患者中度残疾、器官组织损伤导致严重功能障碍的

　　D. 造成患者明显人身损害的其他后果的

　　E. 造成患者死亡、重度残疾的

**A2 型题**

5. 患者王某在接受诊疗活动中受到损害,医疗机构及其医务人员都有过错,承担赔偿责任的是(　　　)

　　A. 医务人员

　　B. 医疗机构负责人

　　C. 医务人员及其家属

　　D. 医疗机构

　　E. 医务人员和医疗机构

（朱春风）

# 参 考 文 献

高占玲，2018. 护理学导论. 北京：中国中医药出版社.

胡雁，郝玉芳，2019. 循证护理学. 2 版. 北京：人民卫生出版社.

姜安丽，2015. 护理学导论. 上海：复旦大学出版社.

姜小鹰，2012. 护理伦理学. 北京：人民卫生出版社.

李玲，蒙雅萍，2019. 护理学基础. 3 版. 北京：人民卫生出版社.

李小妹，冯先琼，2017. 护理学导论. 4 版. 北京：人民卫生出版社.

李小妹，冯先琼，2022. 护理学导论. 5 版. 北京：人民卫生出版社.

李晓松，章晓幸，2018. 护理学导论. 4 版. 北京：人民卫生出版社.

刘建平，2007. 循证护理学方法与实践. 北京：科学出版社.

王静，吴玲，李燕，2019. 人际沟通与交往. 2 版. 北京：人民卫生出版社.

王晓宏，2015. 护理伦理学. 2 版. 北京：人民军医出版社.

王新田，2014. 实用循证护理学. 北京：科学出版社.

王秀玲，2020. 全国护士执业资格考试同步习题解析与技巧点拨. 北京：人民卫生出版社.

张连辉，邓翠珍，2019. 基础护理学. 北京：人民卫生出版社.

张琳琳，王慧玲，2019. 护理学导论. 2 版. 北京：人民卫生出版社.

# 附　录

## 附录 1　NANDA 护理诊断一览表（2021—2023）

### 领域 1：健康促进

娱乐活动减少

有健康素养改善的趋势

久坐的生活方式

有逃脱的危险

老年综合征

有老年综合征的危险

有体育锻炼增强的趋势

社区保健缺乏

有风险的健康行为

健康维护行为无效

健康自我管理无效

有健康自我管理改善的趋势

家庭健康自我管理无效

家庭维护行为无效

有家庭维护行为无效的危险

有家庭维护行为改善的趋势

防护无效

### 领域 2：营养

营养失调：低于机体需要量

有营养改善的趋势

母乳分泌不足

母乳喂养无效

母乳喂养中断

有母乳喂养改善的趋势

青少年进食动力无效

儿童进食动力无效

婴儿喂养动力无效

肥胖

超重

有超重的危险

婴儿吮吸吞咽反应无效

吞咽障碍

有血糖不稳定的危险

新生儿高胆红素血症

有新生儿高胆红素血症的危险

有肝功能受损的危险

有代谢综合征的危险

有电解质失衡的危险

有体液失衡的危险

体液不足

有体液不足的危险

体液过多

### 领域 3：排泄/交换

残疾相关尿失禁

排尿障碍

混合型尿失禁

压力性尿失禁

急迫性尿失禁

便秘

有便秘的危险

感知性便秘

排便功能障碍

腹泻

有急迫性尿失禁的危险　　　　　胃肠动力失调

尿潴留　　　　　　　　　　　　有胃肠动力失调的危险

有尿潴留的危险　　　　　　　　气体交换受损

慢性功能性便秘

有慢性功能性便秘的危险

## 领域 4：活动/休息

失眠　　　　　　　　　　　　　有心输出量减少的危险

睡眠剥夺　　　　　　　　　　　有心血管功能受损的危险

有睡眠改善的趋势　　　　　　　淋巴水肿自我管理无效

睡眠型态紊乱　　　　　　　　　有淋巴水肿自我管理无效的危险

活动耐力下降　　　　　　　　　自主呼吸障碍

有活动耐力下降的危险　　　　　有血压不稳的危险

有废用综合征的危险　　　　　　有血栓形成的危险

床上移动障碍　　　　　　　　　有心脏组织灌注不足的危险

躯体移动障碍　　　　　　　　　有脑组织灌注无效的危险

轮椅移动障碍　　　　　　　　　外周组织灌注无效

坐位障碍　　　　　　　　　　　有外周组织灌注无效的危险

站立障碍　　　　　　　　　　　呼吸机依赖

转移能力受损　　　　　　　　　成人呼吸机依赖

步行障碍　　　　　　　　　　　沐浴自理缺陷

能量场失衡　　　　　　　　　　穿着自理缺陷

疲乏　　　　　　　　　　　　　进食自理缺陷

漫游　　　　　　　　　　　　　如厕自理缺陷

低效性呼吸型态　　　　　　　　有自理能力改善的趋势

心输出量减少　　　　　　　　　自我忽视

## 领域 5：感知/认知

单侧身体忽视　　　　　　　　　知识缺乏

急性意识障碍　　　　　　　　　有知识增进的趋势

有急性意识障碍的危险　　　　　记忆功能障碍

慢性意识障碍　　　　　　　　　思维过程紊乱

情绪失控　　　　　　　　　　　有沟通增强的趋势

冲动控制无效　　　　　　　　　言语沟通障碍

## 领域 6：自我感知

无望感　　　　　　　　　　　　长期低自尊

有信心增强的趋势　　　　　　　有长期低自尊的危险

有人格尊严受损的危险　　　　　情境性低自尊

自我认同紊乱　　　　　　　　　有情境性低自尊的危险

有自我认同紊乱的危险　　　　　体象紊乱
有自我概念改善的趋势

# 领域 7：角色关系

养育障碍　　　　　　　　　　　有养育增强的趋势

有养育障碍的危险　　　　　　　照顾者角色紧张

有照顾者角色紧张的危险　　　　关系无效

有依附关系受损的危险　　　　　有关系无效的危险

家庭身份认同紊乱综合征　　　　有关系改善的趋势

有家庭身份认同紊乱综合征的危险　父母角色冲突

家庭运作过程失常　　　　　　　角色行为无效

家庭运作过程改变　　　　　　　社会交往障碍

有家庭运作过程改善的趋势

# 领域 8：性

性功能障碍　　　　　　　　　　有生育进程无效的危险

性生活型态无效　　　　　　　　有生育进程改善的趋势

生育进程无效　　　　　　　　　有孕母与胎儿受干扰的危险

# 领域 9：应对/压力耐受性

有复杂的移民过渡危险　　　　　适应不良性悲伤

创伤后综合征　　　　　　　　　有适应不良性悲伤的危险

有创伤后综合征的危险　　　　　有悲伤加剧的趋势

强暴创伤综合征　　　　　　　　情绪调控受损

迁徙应激综合征　　　　　　　　无能为力感

有迁移应激综合征的危险　　　　有无能为力感的危险

活动计划无效　　　　　　　　　有家庭应对改善的趋势

有活动计划无效的危险　　　　　对死亡的焦虑

焦虑　　　　　　　　　　　　　无效性否认

防卫性应对　　　　　　　　　　恐惧

应对无效　　　　　　　　　　　有能力增强的趋势

有应对改善的趋势　　　　　　　心理弹性受损

社区应对无效　　　　　　　　　有心理弹性受损的危险

有社区应对改善的趋势　　　　　有心理弹性增强的趋势

妥协性家庭应对　　　　　　　　持续性悲伤

无能性家庭应对　　　　　　　　压力负荷过重

急性物质戒断综合征　　　　　　新生儿戒断综合征

有急性物质戒断综合征的危险　　　　婴儿行为紊乱

自主反射失调　　　　　　　　　　　有婴儿行为紊乱的危险

有自主反射失调的危险　　　　　　　有婴儿行为调节改善的趋势

## 领域 10：人生准则

有精神安适增进的趋势　　　　　　　独立决策能力减弱

有决策能力增强的趋势　　　　　　　有独立决策能力减弱的危险

决策冲突　　　　　　　　　　　　　有独立决策能力增强的趋势

道德困扰　　　　　　　　　　　　　有宗教信仰增强的趋势

宗教信仰减弱　　　　　　　　　　　精神困扰

有宗教信仰减弱的危险　　　　　　　有精神困扰的危险

## 领域 11：安全/保护

有感染的危险　　　　　　　　　　　有术后康复迟缓的危险

有术区感染的危险　　　　　　　　　组织完整性受损

清理呼吸道无效　　　　　　　　　　有组织完整性受损的危险

有误吸的危险　　　　　　　　　　　有女性割礼的危险

有出血的危险　　　　　　　　　　　有对他人实施暴力的危险

牙齿受损　　　　　　　　　　　　　有对自己实施暴力的危险

有干眼症的危险　　　　　　　　　　自残

干眼症自我管理无效　　　　　　　　有自残的危险

有口干的危险　　　　　　　　　　　有自杀的危险

有成人跌倒的危险　　　　　　　　　受污染

有儿童跌倒的危险　　　　　　　　　有受污染的危险

有受伤的危险　　　　　　　　　　　有职业性损伤的危险

有角膜损伤的危险　　　　　　　　　有中毒的危险

乳头乳晕复合伤　　　　　　　　　　有碘造影剂不良反应的危险

有乳头乳晕复合伤的危险　　　　　　有过敏反应的危险

有尿道损伤的危险　　　　　　　　　有乳胶过敏反应的危险

有围手术期体位性损伤的危险　　　　体温过高

有热损伤的危险　　　　　　　　　　体温过低

口腔黏膜完整性受损　　　　　　　　有体温过低的危险

有口腔黏膜完整性受损的危险　　　　新生儿体温过低

有周围神经血管功能障碍的危险　　　有新生儿体温过低的危险

有躯体创伤的危险　　　　　　　　　有围手术期体温过低的危险

有血管损伤的危险　　　　　　　　　体温失调

成人压疮　　　　　　　　　　　　　有体温失调的危险

有成人压疮的危险　　　　　　　　　皮肤完整性受损

儿童压疮　　　　　　　　　　　　　有皮肤完整性受损的危险

有儿童压疮的危险　　　　　　　有新生儿猝死的危险
新生儿压疮　　　　　　　　　　有窒息的危险
有新生儿压疮的危险　　　　　　术后康复迟缓
有休克的危险

## 领域 12：舒适

舒适度减弱　　　　　　　　　　急性疼痛
有舒适度增加的趋势　　　　　　慢性疼痛
恶心　　　　　　　　　　　　　急性疼痛综合征
分娩痛　　　　　　　　　　　　社交孤立
有孤独的危险

## 领域 13：生长/发展

儿童发育迟缓　　　　　　　　　新生儿运动发育迟缓
有儿童发育迟缓的危险　　　　　有新生儿运动发育迟缓的危险

# 附录 2　护理诊断内容举例

## （一）营养失调——低于机体需要量

【定义】非禁食个体处于营养摄入不足以满足机体需要量的状态。

【诊断依据】

**1. 主要依据**

（1）食物摄入低于每日需要量。

（2）体重下降，低于正常标准体重的 20%以上。

**2. 次要依据**

（1）有引起摄入不足的因素存在，如吞咽困难、厌食等。

（2）有营养不良或某些营养素缺乏的表现，如消瘦、肌肉软弱无力、面色苍白、血红蛋白下降、血清白蛋白下降等。

【相关因素】

**1. 病理生理因素**

（1）各种疾病导致营养素摄入困难或障碍，如咀嚼或吞咽困难、厌食、拒食等。

（2）疾病导致营养素吸收障碍，如慢性腹泻等。

（3）营养素或能量消耗增加，如甲状腺功能亢进、糖尿病、烧伤、长期感染、发热等。

**2. 治疗因素**

（1）放疗、化疗或口腔、咽喉部手术等损伤影响摄入。

（2）某些药物治疗影响食欲与吸收，如口服磺胺类药物之后。

（3）外科手术、放疗之后营养消耗增加。

**3. 情境因素**

（1）环境不良，学习、工作压力或情绪不良引起食欲下降。

（2）特殊环境或因素不能获取食物，如水灾之后等。

**4. 年龄因素**　新生儿、婴幼儿喂养不当，老年人消化功能下降。

## （二）体温过高

【定义】个体体温高于正常范围的状态。

【诊断依据】

**1. 主要依据**　体温在正常范围以上。

**2. 次要依据**

（1）皮肤潮红、触摸发热。

（2）脉搏、呼吸增快。

（3）疲乏、无力、头痛、头晕。

【相关因素】

**1. 病理生理因素**　感染、外伤、脱水、代谢率增高等。

**2. 治疗因素**　手术、药物等。

**3. 情境因素**　处于热环境中、剧烈活动等。

### （三）腹泻

【定义】个体排便次数增多，大便不成形或排便松散、水样便的状态。

【诊断依据】

**1. 主要依据**

（1）便次增多（>3 次/日）。

（2）松散、水样便。

**2. 次要依据**

（1）腹痛、肠鸣音亢进。

（2）大便量增多及颜色变化。

（3）有里急后重感。

【相关因素】

**1. 病理生理方面**　胃肠道疾病、内分泌代谢性疾病、营养性疾病等。

**2. 治疗方面**　药物不良反应、管饲饮食等。

**3. 情绪因素**　饮食改变环境改变焦虑及应激状态。

**4. 年龄因素**　婴幼儿生理性腹泻、辅食添加不当；老年人胃肠括约肌功能减退。

### （四）气体交换受损

【定义】个体处于肺泡和微血管之间氧气和二氧化碳交换减少的状态。

【诊断依据】

**1. 主要依据**　用力或活动时感到呼吸费力或困难。

**2. 次要依据**　有缺氧或二氧化碳潴留的表现。

（1）神经系统表现：烦躁、焦虑、意识模糊、嗜睡。

（2）呼吸系统表现：端坐呼吸、呼吸急促、呼气延长、心率增快、心律失常甚至心力衰竭。

（3）消化系统表现：胃区饱胀、食欲下降。

（4）其他：发绀、疲乏无力、尿量减少等。

（5）血气分析：动脉血氧分压（$PaO_2$）降低、动脉血二氧化碳分压（$PaCO_2$）升高、血氧饱和度（$SaO_2$）降低。

【相关因素】

**1. 病理生理因素**　肺部感染等病变致肺泡呼吸面积减少及呼吸膜改变，气管、支气管病变或异物，分泌物滞留致气道通气障碍，神经系统疾病致呼吸活动异常等。

**2. 治疗因素**　麻醉药物等引起的呼吸抑制，气管插管等致呼吸道阻塞，吸入氧浓度过低等。

**3. 情境因素**　因创伤、手术或认知障碍致呼吸活动异常。

**4. 年龄因素**　早产儿、老年人呼吸中枢或肺呼吸功能降低。

### （五）清理呼吸道无效

【定义】个体处于不能有效咳嗽以清除呼吸道分泌物或阻塞物，引起呼吸不通畅的威胁状态。

【诊断依据】

**1. 主要依据**

（1）无效咳嗽或咳嗽无力，如患者说排痰时伤口疼痛不敢咳嗽。

（2）不能排出呼吸道分泌物或阻塞物，如咳嗽时表情痛苦，痰液黏稠，不易咳出。

**2. 次要依据**

（1）呼吸音不正常，如有痰鸣音。

（2）呼吸的频率、节律、深度发生异常改变，如呼吸急促。

【相关因素】

**1. 病理生理因素**　肺部感染引起分泌物过多、痰液黏稠，手术后引起呼吸运动受限而不能排出分泌物等。

**2. 治疗因素**　使用镇静药、麻醉剂引起不能有效咳嗽。

**3. 情境因素**　由于手术疼痛或认知障碍等不敢咳嗽，空气干燥、吸烟、空气严重污染等致呼吸道分泌物异常等。

**4. 年龄因素**　新生儿咳嗽反射低下，老年人咳嗽反射迟钝、咳嗽无力。

## （六）有受伤的危险

【定义】个体处于适应和防御能力降低，在与环境互相作用中易受到损伤的危险状态。

【诊断依据】有危险因素存在（同相关因素）。

【相关因素】

**1. 病理生理因素**　因缺氧、眩晕等脑功能异常，因步态不稳、截肢等活动功能异常，视听、触觉等各种感觉器官异常等。

**2. 治疗因素**　镇静药、降压药等药物影响中枢神经功能，石膏固定、拐杖等影响活动。

**3. 情境因素**　环境陌生，房屋结构布局与设施不当，交通运输方式不当等。

**4. 年龄因素**　小儿生活能力低下和缺乏安全意识，老年人感知、运动功能缺陷等。

## （七）有皮肤完整性受损的危险

【定义】个体的皮肤处于可能受损伤的危险状态。

【诊断依据】有致皮肤损害的危险因素存在（同相关因素）。

【相关因素】

**1. 躯体不能活动**　如昏迷、偏瘫、骨折等。

**2. 皮肤受到潮湿、摩擦的刺激**　如大小便失禁。

**3. 皮肤营养失调**　如肥胖、消瘦、水肿。

## （八）活动无耐力

【定义】个体因生理功能降低而处于不能耐受日常必要活动的状态。

【诊断依据】

**1. 主要依据**

（1）活动中出现头晕、呼吸困难。

（2）活动后出现气短、不适，心率、血压异常。

（3）自述疲乏、无力或虚弱。

**2. 次要依据**

（1）面色苍白或发绀。

（2）意识模糊、眩晕。

（3）心电图改变。

【相关因素】

**1. 病理生理因素**

（1）各种疾病造成的缺氧或氧供给相对不足。

（2）饮食不足或营养不良等所致的能量供给不足。

**2. 治疗因素** 手术、放疗、化疗所致的代谢增加。

**3. 情境因素** 长期卧床，久坐性或惰性生活方式，地理或气候因素造成氧供不足。

**4. 年龄因素** 老年人。

## （九）睡眠型态紊乱

【定义】个体处于睡眠不足或中断等休息方式的改变，并出现不适和（或）影响正常生活的一种状态。

【诊断依据】

**1. 主要依据**

（1）成人入睡或保持睡眠状态困难。

（2）儿童不愿就寝、夜间常醒着或渴望与父母一起睡。

**2. 次要依据**

（1）白天疲劳、打瞌睡。

（2）烦躁、情绪不稳、易怒、面无表情、眼圈发黑。

【相关因素】

**1. 病理生理因素** 各种疾病造成的不适、疼痛而经常觉醒，如心绞痛、腹泻、尿频、尿潴留、便秘等。

**2. 治疗因素** 静脉输液、牵引、石膏固定等改变睡眠姿势而不适，应用镇静药、催眠药等白天睡眠过多。

**3. 情境因素** 过度紧张、恐惧、生活环境变化，生活方式改变（如值夜班、白天睡眠过多），过度活动等。

**4. 年龄因素** 小儿恐惧黑暗，女性更年期内分泌改变等。

## （十）疲乏

【定义】在正常状态下，个体经历到无法承受的耗竭感，且体能和心智活动能力也降低。

【诊断依据】

**1. 主要依据**

（1）注意力无法集中。

（2）性欲降低。

（3）行为表现退步。

（4）对周围事物没有兴趣。

**2. 次要依据**

（1）嗜睡。

（2）因无法承担责任而内疚。

（3）无法维持一般肢体活动。

（4）即使在睡眠之后也无法恢复精力。

（5）身体不适的抱怨增加。

（6）休息频率增加。

（7）自我反省。

（8）缺乏精力、无精打采。

（9）个人觉得需要额外精力才能进行日常活动。

（10）主诉有持续的精力缺乏。

【相关因素】

**1. 病理生理方面**　失眠、疾病状态、体力消耗增加、营养不良、睡眠剥夺。

**2. 心理方面**　焦虑、无聊、抑郁、压力。

**3. 治疗方面**　放疗、化疗、药物副作用、手术损伤组织及麻醉。

**4. 情境方面**　温度、湿度、灯光、噪声等环境因素，负性生活事件。

**5. 成熟因素**　儿童营养不良、妊娠期生理改变、产后照顾新生儿导致睡眠型态改变。

## （十一）疼痛

【定义】个体感到或说出有严重不舒适的感觉。

【诊断依据】

**1. 主要依据**　患者自述有疼痛感。

**2. 次要依据**

（1）表情痛苦、呻吟。

（2）强迫体位、按揉疼痛部位。

（3）急性疼痛的反应　血压升高，脉搏、呼吸增快，出汗，注意力不集中等。

【相关因素】

**1. 病理生理因素**　烧伤、外伤、骨折等引起组织损伤，肌肉痉挛、下肢血管痉挛或阻塞等。

**2. 治疗因素**　手术、静脉穿刺、组织活检、骨穿等引起组织损伤等。

**3. 情境因素**　不活动、体位不当等。

## （十二）焦虑

【定义】个体或群体处于因模糊、不明确、不具体的威胁而感到不安与不适的状态。

【诊断依据】

**1. 生理方面**　失眠、疲劳感、口干、肌肉紧张、感觉异常等，脉搏增快、呼吸增快、血压升高、出汗、烦躁、声音发颤或音调改变。

**2. 心理方面**　不安感、无助感、缺乏自信、预感不幸等，易激动、爱发脾气、无耐心、常埋怨别人等。

**3. 认知方面表现**　注意力不集中、健忘、怀念过去、不愿面对现实。

【相关因素】

**1. 病理生理因素**　基本需要（空气、水、食物、排泄、安全等）未得到满足，如心肌缺血缺氧而疼痛、尿潴留引起不适。

**2. 治疗因素**　担心手术、治疗或检查发生意外，不熟悉医院环境等。

**3. 情境因素**　自尊受到威胁，死亡、失去亲人的威胁，家庭经济困难等。

**4. 年龄因素**　小儿因住院与家人分离。

# 附录 3  护 士 条 例

（2008 年 1 月 31 日中华人民共和国国务院令第 517 号公布

根据 2020 年 3 月 27 日《国务院关于修改和废止部分行政法规的决定》修订）

## 第一章  总  则

**第一条**  为了维护护士的合法权益，规范护理行为，促进护理事业发展，保障医疗安全和人体健康，制定本条例。

**第二条**  本条例所称护士，是指经执业注册取得护士执业证书，依照本条例规定从事护理活动，履行保护生命、减轻痛苦、增进健康职责的卫生技术人员。

**第三条**  护士人格尊严、人身安全不受侵犯。护士依法履行职责，受法律保护。

全社会应当尊重护士。

**第四条**  国务院有关部门、县级以上地方人民政府及其有关部门以及乡（镇）人民政府应当采取措施，改善护士的工作条件，保障护士待遇，加强护士队伍建设，促进护理事业健康发展。

国务院有关部门和县级以上地方人民政府应当采取措施，鼓励护士到农村、基层医疗卫生机构工作。

**第五条**  国务院卫生主管部门负责全国的护士监督管理工作。

县级以上地方人民政府卫生主管部门负责本行政区域的护士监督管理工作。

**第六条**  国务院有关部门对在护理工作中做出杰出贡献的护士，应当授予全国卫生系统先进工作者荣誉称号或者颁发白求恩奖章，受到表彰、奖励的护士享受省部级劳动模范、先进工作者待遇；对长期从事护理工作的护士应当颁发荣誉证书。具体办法由国务院有关部门制定。

县级以上地方人民政府及其有关部门对本行政区域内做出突出贡献的护士，按照省、自治区、直辖市人民政府的有关规定给予表彰、奖励。

## 第二章  执 业 注 册

**第七条**  护士执业，应当经执业注册取得护士执业证书。

申请护士执业注册，应当具备下列条件：

（一）具有完全民事行为能力；

（二）在中等职业学校、高等学校完成国务院教育主管部门和国务院卫生主管部门规定的普通全日制 3 年以上的护理、助产专业课程学习，包括在教学、综合医院完成 8 个月以上护理临床实习，并取得相应学历证书；

（三）通过国务院卫生主管部门组织的护士执业资格考试；

（四）符合国务院卫生主管部门规定的健康标准。

护士执业注册申请，应当自通过护士执业资格考试之日起 3 年内提出；逾期提出申请的，除应当具备前款第（一）项、第（二）项和第（四）项规定条件外，还应当在符合国务院卫生主管部门规定条件的医疗卫生机构接受 3 个月临床护理培训并考核合格。

护士执业资格考试办法由国务院卫生主管部门会同国务院人事部门制定。

**第八条**  申请护士执业注册的，应当向批准设立拟执业医疗机构或者为该医疗机构备案的卫生主管部门提出申请。收到申请的卫生主管部门应当自收到申请之日起 20 个工作日内做出决定，对具备本条例规定条件的，准予注册，并发给护士执业证书；对不具备本条例规定条件的，不予注册，并书面说明理由。

护士执业注册有效期为5年。

**第九条**　护士在其执业注册有效期内变更执业地点的，应当向批准设立拟执业医疗机构或者为该医疗机构备案的卫生主管部门报告。收到报告的卫生主管部门应当自收到报告之日起7个工作日内为其办理变更手续。护士跨省、自治区、直辖市变更执业地点的，收到报告的卫生主管部门还应当向其原注册部门通报。

**第十条**　护士执业注册有效期届满需要继续执业的，应当在护士执业注册有效期届满前30日向批准设立执业医疗机构或者为该医疗机构备案的卫生主管部门申请延续注册。收到申请的卫生主管部门对具备本条例规定条件的，准予延续，延续执业注册有效期为5年；对不具备本条例规定条件的，不予延续，并书面说明理由。

护士有行政许可法规定的应当予以注销执业注册情形的，原注册部门应当依照行政许可法的规定注销其执业注册。

**第十一条**　县级以上地方人民政府卫生主管部门应当建立本行政区域的护士执业良好记录和不良记录，并将该记录记入护士执业信息系统。

护士执业良好记录包括护士受到的表彰、奖励以及完成政府指令性任务的情况等内容。护士执业不良记录包括护士因违反本条例以及其他卫生管理法律、法规、规章或者诊疗技术规范的规定受到行政处罚、处分的情况等内容。

## 第三章　权利和义务

**第十二条**　护士执业，有按照国家有关规定获取工资报酬、享受福利待遇、参加社会保险的权利。任何单位或者个人不得克扣护士工资，降低或者取消护士福利等待遇。

**第十三条**　护士执业，有获得与其所从事的护理工作相适应的卫生防护、医疗保健服务的权利。从事直接接触有毒有害物质、有感染传染病危险工作的护士，有依照有关法律、行政法规的规定接受职业健康监护的权利；患职业病的，有依照有关法律、行政法规的规定获得赔偿的权利。

**第十四条**　护士有按照国家有关规定获得与本人业务能力和学术水平相应的专业技术职务、职称的权利；有参加专业培训、从事学术研究和交流、参加行业协会和专业学术团体的权利。

**第十五条**　护士有获得疾病诊疗、护理相关信息的权利和其他与履行护理职责相关的权利，可以对医疗卫生机构和卫生主管部门的工作提出意见和建议。

**第十六条**　护士执业，应当遵守法律、法规、规章和诊疗技术规范的规定。

**第十七条**　护士在执业活动中，发现患者病情危急，应当立即通知医师；在紧急情况下为抢救垂危患者生命，应当先行实施必要的紧急救护。

护士发现医嘱违反法律、法规、规章或者诊疗技术规范规定的，应当及时向开具医嘱的医师提出；必要时，应当向该医师所在科室的负责人或者医疗卫生机构负责医疗服务管理的人员报告。

**第十八条**　护士应当尊重、关心、爱护患者，保护患者的隐私。

**第十九条**　护士有义务参与公共卫生和疾病预防控制工作。发生自然灾害、公共卫生事件等严重威胁公众生命健康的突发事件，护士应当服从县级以上人民政府卫生主管部门或者所在医疗卫生机构的安排，参加医疗救护。

## 第四章　医疗卫生机构的职责

**第二十条**　医疗卫生机构配备护士的数量不得低于国务院卫生主管部门规定的护士配备标准。

**第二十一条** 医疗卫生机构不得允许下列人员在本机构从事诊疗技术规范规定的护理活动：

（一）未取得护士执业证书的人员；

（二）未依照本条例第九条的规定办理执业地点变更手续的护士；

（三）护士执业注册有效期届满未延续执业注册的护士。

在教学、综合医院进行护理临床实习的人员应当在护士指导下开展有关工作。

**第二十二条** 医疗卫生机构应当为护士提供卫生防护用品，并采取有效的卫生防护措施和医疗保健措施。

**第二十三条** 医疗卫生机构应当执行国家有关工资、福利待遇等规定，按照国家有关规定为在本机构从事护理工作的护士足额缴纳社会保险费用，保障护士的合法权益。

对在艰苦边远地区工作，或者从事直接接触有毒有害物质、有感染传染病危险工作的护士，所在医疗卫生机构应当按照国家有关规定给予津贴。

**第二十四条** 医疗卫生机构应当制定、实施本机构护士在职培训计划，并保证护士接受培训。

护士培训应当注重新知识、新技术的应用；根据临床专科护理发展和专科护理岗位的需要，开展对护士的专科护理培训。

**第二十五条** 医疗卫生机构应当按照国务院卫生主管部门的规定，设置专门机构或者配备专（兼）职人员负责护理管理工作。

**第二十六条** 医疗卫生机构应当建立护士岗位责任制并进行监督检查。

护士因不履行职责或者违反职业道德受到投诉的，其所在医疗卫生机构应当进行调查。经查证属实的，医疗卫生机构应当对护士做出处理，并将调查处理情况告知投诉人。

# 第五章 法 律 责 任

**第二十七条** 卫生主管部门的工作人员未依照本条例规定履行职责，在护士监督管理工作中滥用职权、徇私舞弊，或者有其他失职、渎职行为的，依法给予处分；构成犯罪的，依法追究刑事责任。

**第二十八条** 医疗卫生机构有下列情形之一的，由县级以上地方人民政府卫生主管部门依据职责分工责令限期改正，给予警告；逾期不改正的，根据国务院卫生主管部门规定的护士配备标准和在医疗卫生机构合法执业的护士数量核减其诊疗科目，或者暂停其 6 个月以上 1 年以下执业活动；国家举办的医疗卫生机构有下列情形之一、情节严重的，还应当对负有责任的主管人员和其他直接责任人员依法给予处分：

（一）违反本条例规定，护士的配备数量低于国务院卫生主管部门规定的护士配备标准的；

（二）允许未取得护士执业证书的人员或者允许未依照本条例规定办理执业地点变更手续、延续执业注册有效期的护士在本机构从事诊疗技术规范规定的护理活动的。

**第二十九条** 医疗卫生机构有下列情形之一的，依照有关法律、行政法规的规定给予处罚；国家举办的医疗卫生机构有下列情形之一、情节严重的，还应当对负有责任的主管人员和其他直接责任人员依法给予处分：

（一）未执行国家有关工资、福利待遇等规定的；

（二）对在本机构从事护理工作的护士，未按照国家有关规定足额缴纳社会保险费用的；

（三）未为护士提供卫生防护用品，或者未采取有效的卫生防护措施、医疗保健措施的；

（四）对在艰苦边远地区工作，或者从事直接接触有毒有害物质、有感染传染病危险工作的护士，未按照国家有关规定给予津贴的。

**第三十条** 医疗卫生机构有下列情形之一的，由县级以上地方人民政府卫生主管部门依据职责分工责令限期改正，给予警告：

（一）未制定、实施本机构护士在职培训计划或者未保证护士接受培训的；

（二）未依照本条例规定履行护士管理职责的。

**第三十一条**　护士在执业活动中有下列情形之一的，由县级以上地方人民政府卫生主管部门依据职责分工责令改正，给予警告；情节严重的，暂停其 6 个月以上 1 年以下执业活动，直至由原发证部门吊销其护士执业证书：

（一）发现患者病情危急未立即通知医师的；

（二）发现医嘱违反法律、法规、规章或者诊疗技术规范的规定，未依照本条例第十七条的规定提出或者报告的；

（三）泄露患者隐私的；

（四）发生自然灾害、公共卫生事件等严重威胁公众生命健康的突发事件，不服从安排参加医疗救护的。

护士在执业活动中造成医疗事故的，依照医疗事故处理的有关规定承担法律责任。

**第三十二条**　护士被吊销执业证书的，自执业证书被吊销之日起 2 年内不得申请执业注册。

**第三十三条**　扰乱医疗秩序，阻碍护士依法开展执业活动，侮辱、威胁、殴打护士，或者有其他侵犯护士合法权益行为的，由公安机关依照治安管理处罚法的规定给予处罚；构成犯罪的，依法追究刑事责任。

# 第六章　附　　则

**第三十四条**　本条例施行前按照国家有关规定已经取得护士执业证书或者护理专业技术职称、从事护理活动的人员，经执业地省、自治区、直辖市人民政府卫生主管部门审核合格，换领护士执业证书。

本条例施行前，尚未达到护士配备标准的医疗卫生机构，应当按照国务院卫生主管部门规定的实施步骤，自本条例施行之日起 3 年内达到护士配备标准。

**第三十五条**　本条例自 2008 年 5 月 12 日起施行。

# 附录 4　医疗事故处理条例（节选）

（2002 年 2 月 20 日国务院第 55 次常务会议通过

2002 年 4 月 4 日中华人民共和国国务院令第 351 号公布　自 2002 年 9 月 1 日起施行）

## 第一章　总　　则

**第一条**　为了正确处理医疗事故，保护患者和医疗机构及其医务人员的合法权益，维护医疗秩序，保障医疗安全，促进医学科学的发展，制定本条例。

**第二条**　本条例所称医疗事故，是指医疗机构及其医务人员在医疗活动中，违反医疗卫生管理法律、行政法规、部门规章和诊疗护理规范、常规，过失造成患者人身损害的事故。

**第三条**　处理医疗事故，应当遵循公开、公平、公正、及时、便民的原则，坚持实事求是的科学态度，做到事实清楚、定性准确、责任明确、处理恰当。

**第四条**　根据对患者人身造成的损害程度，医疗事故分为四级：

一级医疗事故：造成患者死亡、重度残疾的；

二级医疗事故：造成患者中度残疾、器官组织损伤导致严重功能障碍的；

三级医疗事故：造成患者轻度残疾、器官组织损伤导致一般功能障碍的；

四级医疗事故：造成患者明显人身损害的其他后果的。

具体分级标准由国务院卫生行政部门制定。

## 第二章　医疗事故的预防与处置

**第五条**　医疗机构及其医务人员在医疗活动中，必须严格遵守医疗卫生管理法律、行政法规、部门规章和诊疗护理规范、常规，恪守医疗服务职业道德。

**第六条**　医疗机构应当对其医务人员进行医疗卫生管理法律、行政法规、部门规章和诊疗护理规范、常规的培训和医疗服务职业道德教育。

**第七条**　医疗机构应当设置医疗服务质量监控部门或者配备专（兼）职人员，具体负责监督本医疗机构的医务人员的医疗服务工作，检查医务人员执业情况，接受患者对医疗服务的投诉，向其提供咨询服务。

**第八条**　医疗机构应当按照国务院卫生行政部门规定的要求，书写并妥善保管病历资料。因抢救急危患者，未能及时书写病历的，有关医务人员应当在抢救结束后 6 小时内据实补记，并加以注明。

**第九条**　严禁涂改、伪造、隐匿、销毁或者抢夺病历资料。

**第十条**　患者有权复印或者复制其门诊病历、住院志、体温单、医嘱单、化验单（检验报告）、医学影像检查资料、特殊检查同意书、手术同意书、手术及麻醉记录单、病理资料、护理记录以及国务院卫生行政部门规定的其他病历资料。患者依照前款规定要求复印或者复制病历资料的，医疗机构应当提供复印或者复制服务并在复印或者复制的病历资料上加盖证明印记。复印或者复制病历资料时，应当有患者在场。医疗机构应患者的要求，为其复印或者复制病历资料，可以按照规定收取工本费。具体收费标准由省、自治区、直辖市人民政府价格主管部门会同同级卫生行政部门规定。

**第十一条**　在医疗活动中，医疗机构及其医务人员应当将患者的病情、医疗措施、医疗风险等如实告知患者，及时解答其咨询；但是，应当避免对患者产生不利后果。

**第十二条**　医疗机构应当制定防范、处理医疗事故的预案，预防医疗事故的发生，减轻医疗事故的损害。

**第十三条**　医务人员在医疗活动中发生或者发现医疗事故、可能引起医疗事故的医疗过失行为或者发生医疗事故争议的，应当立即向所在科室负责人报告，科室负责人应当及时向本医疗机构负责医疗服务质量监控的部门或者专（兼）职人员报告；负责医疗服务质量监控的部门或者专（兼）职人员接到报告后，应当立即进行调查、核实，将有关情况如实向本医疗机构的负责人报告，并向患者通报、解释。

**第十四条**　发生医疗事故的，医疗机构应当按照规定向所在地卫生行政部门报告。发生下列重大医疗过失行为的，医疗机构应当在 12 小时内向所在地卫生行政部门报告：

（一）导致患者死亡或者可能为二级以上的医疗事故；

（二）导致 3 人以上人身损害后果；

（三）国务院卫生行政部门和省、自治区、直辖市人民政府卫生行政部门规定的其他情形。

**第十五条**　发生或者发现医疗过失行为，医疗机构及其医务人员应当立即采取有效措施，避免或者减轻对患者身体健康的损害，防止损害扩大。

**第十六条**　发生医疗事故争议时，死亡病例讨论记录、疑难病例讨论记录、上级医师查房记录、会诊意见、病程记录应当在医患双方在场的情况下封存和启封。封存的病历资料可以是复印件，由医疗机构保管。

**第十七条**　疑似输液、输血、注射、药物等引起不良后果的，医患双方应当共同对现场实物进行封存和启封，封存的现场实物由医疗机构保管；需要检验的，应当由双方共同指定的、依法具有检验资格的检验机构进行检验；双方无法共同指定时，由卫生行政部门指定。

疑似输血引起不良后果，需要对血液进行封存保留的，医疗机构应当通知提供该血液的采供血机构派员到场。

**第十八条**　患者死亡，医患双方当事人不能确定死因或者对死因有异议的，应当在患者死亡后 48 小时内进行尸检；具备尸体冻存条件的，可以延长至 7 日。尸检应当经死者近亲属同意并签字。尸检应当由按照国家有关规定取得相应资格的机构和病理解剖专业技术人员进行。承担尸检任务的机构和病理解剖专业技术人员有进行尸检的义务。医疗事故争议双方当事人可以请法医病理学人员参加尸检，也可以委派代表观察尸检过程。拒绝或者拖延尸检，超过规定时间，影响对死因判定的，由拒绝或者拖延的一方承担责任。

**第十九条**　患者在医疗机构内死亡的，尸体应当立即移放太平间。死者尸体存放时间一般不得超过 2 周。逾期不处理的尸体，经医疗机构所在地卫生行政部门批准，并报经同级公安部门备案后，由医疗机构按照规定进行处理。

## 第三章　医疗事故的技术鉴定

**第二十条**　卫生行政部门接到医疗机构关于重大医疗过失行为的报告或者医疗事故争议当事人要求处理医疗事故争议的申请后，对需要进行医疗事故技术鉴定的，应当交由负责医疗事故技术鉴定工作的医学会组织鉴定；医患双方协商解决医疗事故争议，需要进行医疗事故技术鉴定的，由双方当事人共同委托负责医疗事故技术鉴定工作的医学会组织鉴定。

**第二十二条**　当事人对首次医疗事故技术鉴定结论不服的，可以自收到首次鉴定结论之日起 15 日内向医疗机构所在地卫生行政部门提出再次鉴定的申请。

**第二十四条**　医疗事故技术鉴定，由负责组织医疗事故技术鉴定工作的医学会组织专家鉴定组进行。

参加医疗事故技术鉴定的相关专业的专家，由医患双方在医学会主持下从专家库中随机抽取。在特殊情况下，医学会根据医疗事故技术鉴定工作的需要，可以组织医患双方在其他医学会建立的专家库中随机抽取相关专业的专家参加鉴定或者函件咨询。

符合本条例第二十三条规定条件的医疗卫生专业技术人员和法医有义务受聘进入专家库，并承担医疗事故技术鉴定工作。

**第二十八条**　负责组织医疗事故技术鉴定工作的医学会应当自受理医疗事故技术鉴定之日起 5 日内通知医疗事故争议双方当事人提交进行医疗事故技术鉴定所需的材料。当事人应当自收到医学会的通知之日起 10 日内提交有关医疗事故技术鉴定的材料、书面陈述及答辩。医疗机构提交的有关医疗事故技术鉴定的材料应当包括下列内容：

（一）住院患者的病程记录、死亡病例讨论记录、疑难病例讨论记录、会诊意见、上级医师查房记录等病历资料原件；

（二）住院患者的住院志、体温单、医嘱单、化验单（检验报告）、医学影像检查资料、特殊检查同意书、手术同意书、手术及麻醉记录单、病理资料、护理记录等病历资料原件；

（三）抢救急危患者，在规定时间内补记的病历资料原件；

（四）封存保留的输液、注射用物品和血液、药物等实物，或者依法具有检验资格的检验机构对这些物品、实物作出的检验报告；

（五）与医疗事故技术鉴定有关的其他材料。在医疗机构建有病历档案的门诊、急诊患者，其病历资料由医疗机构提供；没有在医疗机构建立病历档案的，由患者提供。医患双方应当依照本条例的规定提交相关材料。医疗机构无正当理由未依照本条例的规定如实提供相关材料，导致医疗事故技术鉴定不能进行的，应当承担责任。

**第二十九条**　负责组织医疗事故技术鉴定工作的医学会应当自接到当事人提交的有关医疗事故技术鉴定的材料、书面陈述及答辩之日起 45 日内组织鉴定并出具医疗事故技术鉴定书。负责组织医疗事故技术鉴定工作的医学会可以向双方当事人调查取证。

**第三十一条**　专家鉴定组应当在事实清楚、证据确凿的基础上，综合分析患者的病情和个体差异，作出鉴定结论，并制作医疗事故技术鉴定书。鉴定结论以专家鉴定组成员的过半数通过。鉴定过程应当如实记载。

医疗事故技术鉴定书应当包括下列主要内容：

（一）双方当事人的基本情况及要求；

（二）当事人提交的材料和负责组织医疗事故技术鉴定工作的医学会的调查材料；

（三）对鉴定过程的说明；

（四）医疗行为是否违反医疗卫生管理法律、行政法规、部门规章和诊疗护理规范、常规；

（五）医疗过失行为与人身损害后果之间是否存在因果关系；

（六）医疗过失行为在医疗事故损害后果中的责任程度；

（七）医疗事故等级；

（八）对医疗事故患者的医疗护理医学建议。

**第三十三条**　有下列情形之一的，不属于医疗事故：

（一）在紧急情况下为抢救垂危患者生命而采取紧急医学措施造成不良后果的；

（二）在医疗活动中由于患者病情异常或者患者体质特殊而发生医疗意外的；

（三）在现有医学科学技术条件下，发生无法预料或者不能防范的不良后果的；

（四）无过错输血感染造成不良后果的；

（五）因患方原因延误诊疗导致不良后果的；

（六）因不可抗力造成不良后果的。

## 第四章　医疗事故的行政处理与监督

**第三十五条**　卫生行政部门应当依照本条例和有关法律、行政法规、部门规章的规定，对发生医疗事故的医疗机构和医务人员作出行政处理。

**第三十七条**　发生医疗事故争议，当事人申请卫生行政部门处理的，应当提出书面申请。申请书应当载明申请人的基本情况、有关事实、具体请求及理由等。当事人自知道或者应当知道其身体健康受到损害之日起 1 年内，可以向卫生行政部门提出医疗事故争议处理申请。

**第三十八条**　发生医疗事故争议，当事人申请卫生行政部门处理的，由医疗机构所在地的县级人民政府卫生行政部门受理。医疗机构所在地是直辖市的，由医疗机构所在地的区、县人民政府卫生行政部门受理。

有下列情形之一的，县级人民政府卫生行政部门应当自接到医疗机构的报告或者当事人提出医疗事故争议处理申请之日起 7 日内移送上一级人民政府卫生行政部门处理：

（一）患者死亡；

（二）可能为二级以上的医疗事故；

（三）国务院卫生行政部门和省、自治区、直辖市人民政府卫生行政部门规定的其他情形。

**第四十三条**　医疗事故争议由双方当事人自行协商解决的，医疗机构应当自协商解决之日起 7 日内向所在地卫生行政部门作出书面报告，并附具协议书。

**第四十四条**　医疗事故争议经人民法院调解或者判决解决的，医疗机构应当自收到生效的人民法院的调解书或者判决书之日起 7 日内向所在地卫生行政部门作出书面报告，并附具调解书或者判决书。

## 第五章　医疗事故的赔偿

**第四十六条**　发生医疗事故的赔偿等民事责任争议，医患双方可以协商解决；不愿意协商或者协商不成的，当事人可以向卫生行政部门提出调解申请，也可以直接向人民法院提起民事诉讼。

**第四十七条**　双方当事人协商解决医疗事故的赔偿等民事责任争议的，应当制作协议书。协议书应当载明双方当事人的基本情况和医疗事故的原因、双方当事人共同认定的医疗事故等级以及协商确定的赔偿数额等，并由双方当事人在协议书上签名。

**第四十八条**　已确定为医疗事故的，卫生行政部门应医疗事故争议双方当事人请求，可以进行医疗事故赔偿调解。调解时，应当遵循当事人双方自愿原则，并应当依据本条例的规定计算赔偿数额。经调解，双方当事人就赔偿数额达成协议的，制作调解书，双方当事人应当履行；调解不成或者经调解达成协议后一方反悔的，卫生行政部门不再调解。

**第四十九条**　医疗事故赔偿，应当考虑下列因素，确定具体赔偿数额：

（一）医疗事故等级；

（二）医疗过失行为在医疗事故损害后果中的责任程度；

（三）医疗事故损害后果与患者原有疾病状况之间的关系。

不属于医疗事故的，医疗机构不承担赔偿责任。

**第五十条**　医疗事故赔偿，按照下列项目和标准计算：

（一）医疗费：按照医疗事故对患者造成的人身损害进行治疗所发生的医疗费用计算，凭据支付，但不包括原发病医疗费用。结案后确实需要继续治疗的，按照基本医疗费用支付。

（二）误工费：患者有固定收入的，按照本人因误工减少的固定收入计算，对收入高于医疗事故发生地上一年度职工年平均工资 3 倍以上的，按照 3 倍计算；无固定收入的，按照医疗事故发生地上一年度职工年平均工资计算。

（三）住院伙食补助费：按照医疗事故发生地国家机关一般工作人员的出差伙食补助标准计算。

（四）陪护费：患者住院期间需要专人陪护的，按照医疗事故发生地上一年度职工年平均工资计算。

（五）残疾生活补助费：根据伤残等级，按照医疗事故发生地居民年平均生活费计算，自定残之月起最长赔偿 30 年；但是，60 周岁以上的，不超过 15 年；70 周岁以上的，不超过 5 年。

（六）残疾用具费：因残疾需要配置补偿功能器具的，凭医疗机构证明，按照普及型器具的费用计算。

（七）丧葬费：按照医疗事故发生地规定的丧葬费补助标准计算。

（八）被扶养人生活费：以死者生前或者残疾者丧失劳动能力前实际扶养且没有劳动能力的人为限，按照其户籍所在地或者居所地居民最低生活保障标准计算。对不满 16 周岁的，扶养到 16 周岁。对年满 16 周岁但无劳动能力的，扶养 20 年；但是，60 周岁以上的，不超过 15 年；70 周岁以上的，不超过 5 年。

（九）交通费：按照患者实际必需的交通费用计算，凭据支付。

（十）住宿费：按照医疗事故发生地国家机关一般工作人员的出差住宿补助标准计算，凭据支付。

（十一）精神损害抚慰金：按照医疗事故发生地居民年平均生活费计算。造成患者死亡的，赔偿年限最长不超过 6 年；造成患者残疾的，赔偿年限最长不超过 3 年。

**第五十一条**　参加医疗事故处理的患者近亲属所需交通费、误工费、住宿费，参照本条例第五十条的有关规定计算，计算费用的人数不超过 2 人。医疗事故造成患者死亡的，参加丧葬活动的患者的配偶和直系亲属所需交通费、误工费、住宿费，参照本条例第五十条的有关规定计算，计算费用的人数不超过 2 人。

**第五十二条**　医疗事故赔偿费用，实行一次性结算，由承担医疗事故责任的医疗机构支付。

# 第六章　罚　　则

**第五十六条**　医疗机构违反本条例的规定，有下列情形之一的，由卫生行政部门责令改正；情节严重的，对负有责任的主管人员和其他直接责任人员依法给予行政处分或者纪律处分：

（一）未如实告知患者病情、医疗措施和医疗风险的；

（二）没有正当理由，拒绝为患者提供复印或者复制病历资料服务的；

（三）未按照国务院卫生行政部门规定的要求书写和妥善保管病历资料的；

（四）未在规定时间内补记抢救工作病历内容的；

（五）未按照本条例的规定封存、保管和启封病历资料和实物的；

（六）未设置医疗服务质量监控部门或者配备专（兼）职人员的；

（七）未制定有关医疗事故防范和处理预案的；

（八）未在规定时间内向卫生行政部门报告重大医疗过失行为的；

（九）未按照本条例的规定向卫生行政部门报告医疗事故的；

（十）未按照规定进行尸检和保存、处理尸体的。

**第五十九条**　以医疗事故为由，寻衅滋事、抢夺病历资料，扰乱医疗机构正常医疗秩序和医疗事故技术鉴定工作，依照刑法关于扰乱社会秩序罪的规定，依法追究刑事责任；尚不够刑事处罚的，依法给予治安管理处罚。

# 第七章　附　　则

**第六十一条**　非法行医，造成患者人身损害，不属于医疗事故，触犯刑律的，依法追究刑事责任；

有关赔偿，由受害人直接向人民法院提起诉讼。

**第六十二条**　军队医疗机构的医疗事故处理办法，由中国人民解放军卫生主管部门会同国务院卫生行政部门依据本条例制定。

**第六十三条**　本条例自 2002 年 9 月 1 日起施行。1987 年 6 月 29 日国务院发布的《医疗事故处理办法》同时废止。本条例施行前已经处理结案的医疗事故争议，不再重新处理。

# 自测题参考答案

**第 1 章**

1. B  2. D  3. D  4. E  5. D  6. A  7. A  8. A  9. E  10. A

**第 2 章**

1. B  2. B  3. B  4. C  5. B  6. D  7. B  8. E  9. C  10. A

**第 3 章**

1. D  2. E  3. E  4. C  5. D

**第 4 章**

1. B  2. C  3. B  4. C  5. D  6. C  7. D  8. A  9. C  10. D

**第 5 章**

1. C  2. C  3. C  4. B  5. D  6. C  7. B  8. D  9. D  10. A

**第 6 章**

1. E  2. B  3. D  4. C  5. C  6. C  7. A  8. B  9. A  10. D

**第 7 章**

1. D  2. B  3. A  4. D  5. C

**第 8 章**

1. C  2. E  3. E  4. B  5. C

**第 9 章**

1. C  2. B  3. D  4. B  5. B

**第 10 章**

1. C  2. C  3. C  4. A  5. E